COMUNICAÇÃO MÉDICA EM EMERGÊNCIA

UM MANUAL PARA PROFISSIONAIS DE SAÚDE

ALBERT EINSTEIN
SOCIEDADE BENEFICENTE ISRAELITA BRASILEIRA

COMUNICAÇÃO MÉDICA EM EMERGÊNCIA

UM MANUAL PARA PROFISSIONAIS DE SAÚDE

EDITORES

Luiz Antônio Brito Arruda Vasconcelos

José Leão de Souza Júnior

Flávia Cerize Vallerini

manole
editora

Produção editorial: Soares Gestão Editorial
Projeto gráfico: Departamento de Arte da Editora Manole
Editoração eletrônica: Formato Editoração
Ilustrações: Formato Editoração e Freepik
Capa: Ricardo Yoshiaki Nitta Rodrigues
Imagem de capa: Freepik

CIP-BRASIL. CATALOGAÇÃO NA PUBLICAÇÃO
SINDICATO NACIONAL DOS EDITORES DE LIVROS, RJ

V45c
Vasconcelos, Luiz Antônio Brito Arruda
Comunicação médica em emergência: um manual para profissionais de saúde / Luiz Antônio Brito Arruda Vasconcelos, José Leão de Souza Júnior, Flávia Cerize Vallerini. – 1. ed. – Santana de Parnaíba [SP] : Manole, 2025.
il.

Inclui bibliografia
ISBN 9788520467152

1. Comunicação na medicina. 2. Emergências médicas. 3. Comunicação – Aspectos psicológicos. 4. Pessoal da área médica e pacientes. I. Souza Júnior, José Leão de. II. Vallerini, Flávia Cerize. III. Título.

25-98298.0 CDD: 616.025
CDU: 616-083.98

Carla Rosa Martins Gonçalves – Bibliotecária – CRB-7/4782

Edição – 2025

Editora Manole Ltda.
Alameda Rio Negro, 967 – cj. 717 – Alphaville
Barueri – São Paulo – SP – Brasil
CEP: 06454-000
Tel.: (11) 4196-6000
www.manole.com.br | https://atendimento.manole.com.br

Impresso no Brasil | *Printed in Brazil*

Editores

Luiz Antônio Brito Arruda Vasconcelos
Médico referência em Experiência do Paciente das Unidades de Pronto Atendimento do Hospital Israelita Albert Einstein.

José Leão de Souza Júnior
Gerente Médico das Unidades de Pronto Atendimento do Hospital Israelita Albert Einstein.

Flávia Cerize Vallerini
Gerente de Relacionamento do corpo clínico do Hospital Israelita Albert Einstein.

Autores

Alyne Alves
Enfermeira emergencista da Unidade de Pronto Atendimento do Hospital Israelita Albert Einstein.

Ana Clara Carneiro Sant'Ana
Enfermeira emergencista da Unidade de Pronto Atendimento do Hospital Israelita Albert Einstein.

Ana Maria Santos
Enfermeira especialista em Urgência e Emergência e Gestão da Qualidade. MBA em *Coaching* em Gestão e Desenvolvimento de Pessoas.

Ana Merzel Kernkraut
Coordenadora de Experiência do Paciente do Escritório Experiência do Paciente do Hospital Israelita Albert Einstein.

Carlos Francisco da Silva
Médico da Telemedicina do Hospital Israelita Albert Einstein.

Cristiane Yahara Seko
Gerente de Experiência e *Performance* do Hospital Israelita Albert Einstein.

Danielle Saad Nemer Bou Ghosn
Médica emergencista pediatra, referência da Pediatria da Unidade de Pronto Atendimento do Hospital Israelita Albert Einstein.

Danilo Yamamoto Nanbu
Médico pediatra do corpo clínico do Hospital Israelita Albert Einstein.

Erika Satomi
Médica do corpo clínico do Hospital Israelita Albert Einstein.

Flavia Nascimento de Camargo
Diretora de Experiência em Saúde no Hospital Israelita Albert Einstein.

Gabriela Digmanese Cantovitz
Médica clínica e endocrinologista da Unidade de Pronto Atendimento do Hospital Israelita Albert Einstein.

João Domingos Montoni da Silva
Médico pediatra e nefrologista pediátrico do Hospital Israelita Albert Einstein.

João Roberto Resende Fernandes
Médico clínico da Unidade de Pronto Atendimento Morumbi e do corpo clínico do Hospital Israelita Albert Einstein.

Juliana Hegedus Barone
Médica emergencista das Unidades de Pronto Atendimento do Hospital Israelita Albert Einstein.

Lorena de Assis
Médica pediatra do corpo clínico do Hospital Israelita Albert Einstein. Especialista em Educação em Saúde pela Faculdade de Medicina da Universidade de São Paulo.

Maria Júlia Russo de Carvalho
Médica pediatra da Unidade de Pronto Atendimento e do corpo clínico do Hospital Israelita Albert Einstein.

Marjorie Arruda
Médica pediatra do corpo clínico do Hospital Israelita Albert Einstein. Especialista em Educação em Saúde pela Faculdade de Medicina da Universidade de São Paulo.

Pryscila Bernardo Kiehl
Consultora de Soluções em Saúde, Experiência e *Performance* do Hospital Israelita Albert Einstein.

Sidney Klajner
Cirurgião do aparelho digestivo e coloproctologista. Presidente da Sociedade Beneficente Israelita Brasileira Albert Einstein. Membro do *Board of Directors* do Institute for Healthcare Improvement (IHI).

Stela Carpini Dantas
Médica pediatra do corpo clínico do Hospital Israelita Albert Einstein.

Tarso Augusto Duenhas Accorsi
Doutor em Medicina pela Universidade de São Paulo (USP). Médico da Unidade de Valvopatias do Instituto do Coração do Hospital das Clínicas da Faculdade de Medicina da USP (InCor-HC-FMUSP). Médico da Telemedicina e do corpo clínico cardiológico do Hospital Israelita Albert Einstein.

Victor José Dornelas Melo
Residência em Clínica Médica e Geriatria pela Universidade de São Paulo (USP). Especialista em Distúrbios Cognitivos pelo Hospital das Clínicas da Faculdade de Medicina da USP (HCFMUSP). Médico do Ambulatório de Memória do Idoso do Serviço de Geriatria do HCFMUSP. Médico II da Unidade de Pronto Atendimento Morumbi do Hospital Israelita Albert Einstein.

Vinícius Lacerda Ribeiro
Médico cirurgião da Unidade de Pronto Atendimento Morumbi do Hospital Israelita Albert Einstein.

Vladimir Gomes Alves Júnior
Médico referência técnica do Instituto Israelita de Responsabilidade Social da Sociedade Beneficente Israelita Brasileira Albert Einstein.

Sumário

Prefácio por Sidney Klajner

Segundo o dicionário Aurélio, comunicação "é o ato ou efeito de comunicar(-se); ato ou efeito de emitir, transmitir e receber mensagens por meio de métodos e/ou processos convencionais, quer através da linguagem falada ou escrita, quer de outros sinais, signos ou símbolos [...]". Como seres humanos, fazemos isso o tempo todo na nossa rotina de atividades, relacionamentos e interações. Mas, quando lançamos um olhar para os relacionamentos e interações de médicos e profissionais de saúde com seus pacientes e também entre eles mesmos, não é incomum observarmos que a comunicação nem sempre é valorizada. Em vez do papel essencial que deveria ter, é um coadjuvante marginal.

Seja pela formação, pela carga de trabalho, por traços de personalidade e inúmeras outras razões, o que às vezes acaba prevalecendo na relação assistencial é a aplicação das competências técnicas para cuidar da saúde do paciente que procurou o consultório ou o hospital. No entanto, cada vez mais estudos mostram a importância de uma comunicação efetiva, clara e empática não apenas para a satisfação/experiência do paciente, mas também para os bons desfechos e adesão ao tratamento. Além disso, pode adicionar informações importantes para ajudar a direcionar o diagnóstico ou o tratamento.

O setor de emergência, pelo volume de demandas, com muitos casos graves, urgentes e carregados de sofrimento físico e emocional, é uma das áreas que oferecem desafios adicionais ao exercício dessa comunicação agregadora de valor ao cuidado. Quais são as barreiras que impactam a qualidade da comunicação? Podemos superá-las? Médicos e profissionais de saúde podem ser treinados para desenvolver as habilidades necessárias? São questões importantes e instigantes, e é aí que reside a relevância desta obra: ela ajuda a encontrar as respostas.

Coordenado e escrito por profissionais do Hospital Israelita Albert Einstein, com sólidos conhecimentos e ampla experiência nessa área, *Comunicação médica em Emergência: um manual para profissionais de saúde* aborda, ao longo de seus capítulos, as múltiplas facetas do tema.

Com linguagem amigável, dados baseados em estudos científicos, descrição de situações reais, análise de "armadilhas" e "ruídos" que fazem parte da rotina dos profissionais mas nem sempre percebidos, a obra mergulha nas diferentes dimensões que impactam a comunicação com os pacientes (e também com seus familiares) e nos brinda com ensinamentos sobre como podemos evitar os impactos negativos e cultivar os positivos.

Sem dúvida, é desafiador para o profissional de saúde, em particular o que atua na emergência, conseguir estabelecer uma relação próxima e frutífera com os pacientes em meio ao complexo universo de elementos que envolvem a atividade assistencial e que se soma à complexidade de perfis, crenças, valores, necessidades e expectativas de cada indivíduo. A boa notícia é que a Ciência tem mostrado que é possível desenvolver habilidades de empatia e comunicação com treinamentos bem-estruturados.

O próprio Hospital Israelita Albert Einstein desenvolveu um treinamento a partir de dados da literatura, combinando teoria e práticas de simulação. Um estudo realizado com profissionais do setor de emergência do hospital que realizaram o treinamento mostrou que o escore de empatia medido pela escala de Jefferson* aumentou de maneira significativa, independentemente de gênero, idade, especialidade ou tempo decorrido desde a graduação. Assim, não poderia haver melhor fecho para este livro do que compartilhar com os leitores essa experiência do Einstein.

Do começo ao fim, os conteúdos desta obra são insumos valiosos para profissionais de saúde que desejam aprender mais sobre a arte de se comunicar de maneira efetiva e empática com aqueles que estão e devem estar no centro de suas atividades: os pacientes.

Sidney Klajner
Presidente da Sociedade Beneficente
Israelita Brasileira Albert Einstein

---

* *A escala de Jefferson é uma ferramenta para medir empatia em contextos de saúde, amplamente usada em todo o mundo. Ela foi desenvolvida pelo Jefferson Medical College, ligado à Thomas Jefferson University.*

Prefácio por Eliézer Silva

A comunicação eficaz no departamento de emergência é um componente essencial para garantir um atendimento de qualidade e humanizado aos pacientes. Este manual foi elaborado com o objetivo de fornecer aos profissionais de saúde as ferramentas necessárias para aprimorar suas habilidades de comunicação, especialmente em um ambiente tão dinâmico e desafiador como o pronto-socorro.

Nos últimos anos, temos observado uma mudança significativa no comportamento dos médicos em relação à escuta dos pacientes. Infelizmente, muitos profissionais ainda dedicam pouco tempo para ouvir atentamente as queixas e preocupações dos pacientes, o que pode comprometer-lhes a qualidade do atendimento e a satisfação. Este manual visa reverter essa tendência, promovendo uma abordagem mais empática e centrada no paciente.

Os capítulos deste manual abordam temas cruciais para a comunicação médica no departamento de emergência. Destaco alguns deles, como o aprimoramento da linguagem não verbal, com técnicas para utilizar gestos, expressões faciais e postura corporal de maneira a transmitir empatia e compreensão. A escuta ativa é outro ponto importante, com estratégias para ouvir de forma atenta e responsiva, garantindo que o paciente se sinta ouvido e valorizado. Também abordamos a compreensão e gestão das expectativas dos pacientes para melhorar a experiência e os resultados do atendimento. A comunicação de más notícias é tratada com abordagens sensíveis e eficazes para transmitir informações difíceis de maneira compassiva. Considerações especiais são feitas para a comunicação com pacientes idosos, que podem ter necessidades e desafios específicos, e com pacientes LGBTQIA+, garantindo uma comunicação inclusiva e respeitosa, bem como com pacientes de diferentes origens culturais e sociais. Por fim, discutimos os fatores que influenciam a percepção do paciente sobre o atendimento recebido e como melhorar essa experiência.

Ao longo deste manual, enfatizamos a importância de uma comunicação clara, empática e eficaz, que não só melhora a qualidade do atendimento, mas também fortalece a relação entre médicos e pacientes. Esperamos que este guia seja uma ferramenta valiosa para todos os profissionais de saúde que buscam aprimorar suas habilidades de comunicação e proporcionar um atendimento mais humano e eficiente no departamento de emergência.

Boa leitura e sucesso na implementação dessas práticas!

Eliézer Silva
Diretor Executivo do Sistema de Saúde
do Hospital Israelita Albert Einstein

Prefácio por Cláudio Luiz Lottenberg

Em situações de emergência, a comunicação entre profissionais de saúde e pacientes desempenha um papel tão essencial quanto os próprios procedimentos clínicos. Quando o tempo é curto, a dor é intensa e o medo se impõe, cada palavra dita – ou omitida – pode marcar a experiência do paciente e influenciar sua compreensão sobre o que está acontecendo. A clareza técnica, combinada com uma postura humana, empática e acolhedora, torna-se um desafio real, pois o ambiente de urgência nem sempre favorece a construção da confiança que, em outros contextos, se estabelece com o tempo e o vínculo.

É nesse cenário de complexidade que reconhecemos a importância de formar profissionais que saibam não apenas tratar, mas também comunicar com precisão e sensibilidade. A comunicação eficaz é um componente crítico da segurança do paciente e da qualidade do cuidado. Ela reduz erros, alivia angústias e, sobretudo, dignifica o processo de atendimento. Ao contrário do que se possa pensar, comunicar-se bem não é um dom inato: é uma competência que pode – e deve – ser desenvolvida com base em métodos, práticas e evidências.

O Hospital Israelita Albert Einstein nasceu com um propósito claro: entregar excelência técnica aliada à humanização do cuidado. Essa missão, que orienta todas as nossas decisões, é ainda mais relevante nas áreas de atendimento emergencial, onde cada segundo importa e a escuta, o olhar atento e a informação bem conduzida podem transformar momentos críticos em experiências menos traumáticas. Essa cultura organizacional se desdobra em iniciativas concretas voltadas para a formação continuada dos nossos profissionais.

A experiência acumulada nessa frente é significativa. Já capacitamos mais de 300 médicos nas UPAs privadas, 100 profissionais em Goiânia, 150 integrantes da equipe multiprofissional dos PAs de São Paulo, além dos médicos do Check-up Einstein e da UPA Campo Limpo. Esses números refletem não apenas a escala de atuação, mas a convicção de que investir na comunicação clínica é investir diretamente na qualidade assistencial e na dignidade dos pacientes.

Diante das crescentes demandas de um sistema de saúde que precisa ser ágil e, ao mesmo tempo, compassivo, o Einstein investiu na criação de programas de capacitação que priorizam a qualidade da comunicação clínica. Não se trata apenas de treinar discursos ou simular situações; trata-se de construir uma nova mentalidade, baseada em evidências científicas, sobre o papel da linguagem na prática médica. Estimulamos nossos profissionais a compreender que boas palavras, como bons diagnósticos, também salvam vidas.

Esse compromisso com a comunicação baseada em ciência tem respaldo nas melhores práticas internacionais. A medicina centrada no paciente, os estudos sobre empatia clínica e os protocolos de comunicação em situações críticas são ferramentas que incorporamos à nossa atuação cotidiana. Ao fazê-lo, colocamos a boa ciência a serviço de uma medicina mais segura, mais justa e mais humana

– valores que são inegociáveis para uma instituição que se propõe a liderar pelo exemplo.

Sinto-me, portanto, profundamente honrado em poder contribuir para esse movimento de transformação. Fazer parte de um projeto que entende a formação do capital humano da saúde como um compromisso com o futuro da medicina é, para mim, mais que uma responsabilidade: é um privilégio. É com esse espírito que sigo ajudando a preparar profissionais não apenas para salvar vidas, mas para tocá-las com respeito, clareza e humanidade – mesmo, e sobretudo, nos momentos de maior urgência.

Cláudio Luiz Lottenberg
Médico oftalmologista, Presidente do Conselho Deliberativo da Sociedade Beneficente Israelita Brasileira Albert Einstein e Presidente da Confederação Israelita do Brasil

Agradecimentos

Prezados leitores,

É com grande entusiasmo que apresentamos esta obra dedicada à comunicação clínica – uma ferramenta essencial para o aprimoramento do cuidado em saúde. Ao longo de nossa trajetória, temos percebido que, além do conhecimento técnico, a capacidade de estabelecer uma comunicação eficaz e humanizada é um aspecto crucial para promover o bem-estar, a confiança e a recuperação dos pacientes.

Este livro foi pensado como um guia prático para profissionais de todos os campos da saúde, especialmente para aqueles que trabalham em emergência, reconhecendo que a comunicação é uma ponte que conecta o saber técnico às necessidades humanas. Nosso objetivo é oferecer conceitos, estratégias e exemplos que possam ser facilmente incorporados ao dia a dia, contribuindo para uma prática mais empática, ética e eficiente.

Neste momento, gostaríamos de expressar nossa mais sincera gratidão às nossas famílias, cujos apoio, compreensão e incentivo foram indispensáveis nesta jornada. Sua presença incansável foi fonte de força e motivação para superar os desafios de produzir uma obra com conteúdo de relevância e impacto.

Agradecemos também aos pacientes e seus familiares, que confiam seus momentos mais vulneráveis às mãos de profissionais de saúde. São eles que nos inspiram a buscar constantemente uma comunicação mais sensível, respeitosa e acolhedora, reconhecendo--os como protagonistas do processo de cuidado.

Não podemos deixar de agradecer ao Hospital Israelita Albert Einstein e às equipes que apoiaram e proporcionaram o ambiente propício para a realização deste projeto. Sua colaboração e dedicação fortalecem nosso compromisso com a excelência na atenção à saúde e a humanização do atendimento.

Finalmente, desejamos que este livro seja útil e inspirador para todos que desejam aprimorar suas habilidades de comunicação clínica, sabendo que, ao fazê-lo, contribuem para uma prática mais humana, eficaz e transformadora.

Com estima e gratidão,

Luiz Antônio Brito Arruda Vasconcelos
José Leão de Souza Júnior
Flávia Cerize Vallerini

1

Como chegamos até aqui

Sidney Klajner

> Você tem sede de quê?
> Você tem fome de quê? [...]
> A gente não quer só comida
> A gente quer a vida como a vida quer
> *(Trecho da música* Comida, *de Marcelo Fromer, Arnaldo Antunes e Sergio Britto)*

A música gravada pelos Titãs em 1987 não tem nada a ver com o mundo da saúde. Mas pode servir como um paralelo para traduzir a maneira de descobrir como verdadeiramente colocar o paciente no centro das atividades de uma organização de saúde. Pacientes têm "sede" e "fome" de bons profissionais, recursos tecnológicos, processos e protocolos que assegurem uma assistência com elevados padrões de qualidade e segurança. Saciá-los apenas com esses ingredientes pode levar ao melhor desfecho esperado. Mas outros são necessários para não mantê-los famintos de algo igualmente importante na vida daqueles que buscam cuidados de saúde: uma boa experiência ao longo de sua jornada. Trata-se de uma complexa teia de elementos que envolve cuidar do ser humano e não apenas do paciente. Assim, um indivíduo pode ter um ótimo resultado em seu tratamento e sair infeliz porque teve uma péssima experiência ou, ao contrário, ter uma boa experiência, embora sua doença seja terminal.

A *Cleveland Clinic* descobriu isso por meio de diversas pistas antes de se tornar uma referência em Experiência do Paciente. Uma foi em meados de 2004, quando, dando aula em um curso de Harvard, o CEO da organização, Delos Toby Cosgrove, um afamado cirurgião cardíaco que falava sobre as estratégias da reconhecidíssima excelência de sua organização, surpreendeu-se com a intervenção de uma aluna. Ela contou que seu pai, também médico, tinha optado por operar seu problema cardíaco na concorrente Mayo Clinic. A razão? Lá ele poderia obter um bom tratamento junto com algo que a *Cleveland Clinic* não tinha: uma boa experiência ao longo do processo de cuidados.

O episódio é sempre lembrado por Miguel Cendoroglo, diretor médico do Einstein, que ouviu a história em 2011 durante uma aula de James Merlino em um curso de gestão em Harvard. Mais do que os aprendizados sobre gestão, o que marcou Cendoroglo foram os aspectos relacionados à experiência do paciente, tema que vinha ganhando destaque e que já estava entrando no radar do Einstein. Cirurgião colorretal, Merlino foi quem liderou a implantação do Escritório de Experiência do Paciente na *Cleveland*. Era uma causa que sempre o atraíra, mais ainda depois da vivência negativa que ele próprio tivera. Na época em que era *fellow* naquele hospital, em 2004, vira seu pai ter uma péssima experiência ali. O fato é que *Cleveland* era *top* em todas as pesquisas de excelência médico-hospitalar, mas figurava nos quadrantes inferiores das avaliações de Experiência do Paciente.

Em seu livro *Service Fanatics – How to build superior patient experience the Cleveland Clinic way*, Merlino relata outra história curiosa vivida por Cosgrove, esta antes de ele tornar-se CEO e levantar a bandeira do "*patients first*". Quando era chefe do departamento de cirurgia torácica e cardiovascular da *Cleveland*, Cosgrove foi chamado com urgência ao quarto de um paciente que ele operara. O paciente estava bem, mas os familiares estavam revoltados com os tufos de poeira debaixo da cama. O respeitado cirurgião ficou atônito: ora, o procedimento cirúrgico tinha sido um sucesso, e os parentes estavam avaliando a qualidade da organização por uma pequena falha da equipe de limpeza?

Nada é insignificante se tem significado para os pacientes ou seus familiares. Só que, em uma operação complexa como a de um hospital, com a diversidade de demandas que levam pacientes até lá e as individualidades de cada ser humano, não é fácil entender o que tem significado para eles. Pode estar até em pequenos detalhes, às vezes implantados com a melhor das intenções. No Einstein, certa vez, recebemos a reclamação de um familiar criticando a cara triste dos peixes do aquário que havia na sala de espera da UTI. Provavelmente, a ideia de colocar o aquário na decoração do espaço era a de que observar os peixes poderia ser tranquilizador naqueles angustiantes momentos de espera. Na perspectiva do familiar, não era nada disso: era a tristeza relacionada ao quadro de seu parente que estava em tratamento intensivo agravada pela contemplação de peixes igualmente tristes. O aquário foi retirado daquele lugar.

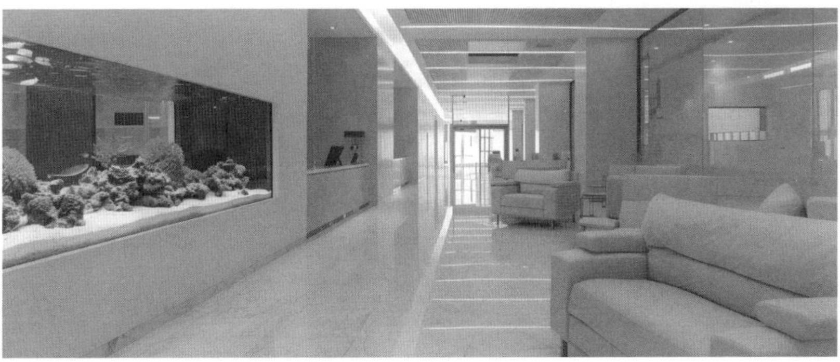

Desde a sua criação, o Einstein sempre esteve à frente de seu tempo em várias dimensões – talvez, intuitivamente, até na experiência do paciente. No final dos anos 1960, esse conceito ainda não existia, mas era o que faziam as voluntárias que atuavam na Pediatria Assistencial, serviço lançado antes mesmo da inauguração do hospital, que atendia gratuitamente crianças da comunidade vizinha de Paraisópolis em situação de vulnerabilidade social. Elas recebiam as mães e seus filhos, "traduziam" o que havia dito o médico sobre a doença da criança, explicavam em termos simples as orientações da receita e promoviam educação em saúde, dando dicas de medidas de higiene e cuidados na casa para contornar carências sanitárias e outras que, com frequência, estavam por trás dos problemas de saúde dos pequenos. No começo dos anos 1970, com o hospital já inaugurado, elas criaram uma lanchonete para atender familiares e acompanhantes dos pacientes e também pensaram na experiência dos médicos. Naquela época, o Morumbi era um bairro distante, sem comércios por perto. Fazer uma refeição seria um objetivo difícil para os doutores e doutoras, não fosse o restaurante gerenciado pelas voluntárias, com comidas caseiras que, às vezes, elas próprias faziam.

PLANETREE E OS PRIMEIROS CONSELHOS DE PACIENTES E FAMILIARES

Ao longo do tempo, os avanços constantes em tecnologias, qualificação técnica, estruturas, protocolos e processos de qualidade e segurança assistencial alçaram o Einstein a um patamar de excelência reconhecida globalmente, como mostram os sucessivos *rankings* da revista *Newsweek*, que o colocam como melhor hospital da América Latina e entre os melhores do mundo, em posições cada vez mais elevadas. Ao contrário da *Cleveland*, nossa evolução nunca veio acompanhada de notas baixas na satisfação do paciente. Ainda assim, nos desafiávamos a evoluir continuamente, e a questão da experiência foi ganhando foco maior.

Em 1999, nos tornamos o primeiro hospital fora dos Estados Unidos acreditados pela *Joint Commission* (o que impulsionou o surgimento da *Joint Commission International*, para acreditar organizações de outros países). Ao lado das questões de qualidade, os critérios avaliados já incorporavam elementos de experiência/foco no paciente.

Em 2010, depois de muitos anos de preparação, treinamentos e adequações, fomos o primeiro hospital latino-americano a obter a designação *Planetree*.* Nessa mesma época, criamos o primeiro Conselho Consultivo de Pacientes e Familiares. Tudo isso foi impulsionando nosso mergulho no oceano da experiência do paciente.

Na primeira década do século XXI, o tema ia ganhando relevância. Nos Estados Unidos, os hospitais passaram a ser obrigados a realizar pesquisas com os pacientes em um formato padronizado, com resultados disponibilizados no *Hospital Compare*, um *site* acessível a qualquer cidadão. Mas, em muitos hospitais, esses dados não serviam como instrumento de melhoria; era apenas cumprimento de uma obrigação. Eles tinham suas próprias pesquisas, por áreas e com perguntas mais específicas: o pronto atendimento fazia a sua, o centro cirúrgico, idem, e assim por diante. Enxergavam e até introduziam melhorias em partes do corpo da organização, mas não no todo. Assim, a experiência do paciente era flutuante – podia ser ótima no centro cirúrgico e péssima na internação.

---

* A designação *Planetree* representa o nível mais alto de realização no cuidado centrado no paciente, baseada em evidências e padrões. O Programa de Designação *Planetree* é o único programa a reconhecer formalmente a excelência no cuidado centrado no paciente.

A boa experiência do paciente só existe quando permeia toda a organização, quando é propósito coletivo, buscado por cada profissional – do médico mais gabaritado ao trabalhador da função mais simples.

O CAMINHO ATÉ A CRIAÇÃO DO ESCRITÓRIO DE EXPERIÊNCIA DO PACIENTE

E nós, do Einstein, como estávamos? Na época, contratamos o *Picker Institute* para estruturar uma pesquisa para nós. A ferramenta era muito boa, podíamos avaliar os itens abordados, mas não tínhamos com quem nos comparar. Éramos melhores ou piores que nossos pares no Brasil? E com relação aos hospitais de referência do exterior? Não tínhamos *benchmarks* no país, nem nos Estados Unidos, que adotava o *Hospital Consumer Assessment of Healthcare Providers and Systems* (HCAHPS). Além disso, houve um episódio que nos surpreendeu. Eu fui para Boston participar de um curso no *Institute for Healthcare Improvement* (IHI) sobre Experiência do Paciente e apresentei nosso modelo de pesquisa. A reação da professora do IHI foi de elogios. Disse que seria ótimo se o nosso modelo fosse adotado em hospitais dos Estados Unidos. Não tínhamos *benchmarks*, mas no IHI, uma instituição que admirávamos e da qual tínhamos nos aproximado, éramos uma espécie de *benchmark*.

Na época, já como vice-presidente do Einstein e *chairman* do Comitê de Qualidade e Assistência, comandei as discussões que nos levaram à criação, no final de 2013, do Escritório de Experiência do Paciente. Para coordená-lo, convidamos um médico e uma enfermeira. IHI, *The Beryl Institute*, *Cleveland Clinic* e *Advisory Board* foram algumas das referências teóricas. Se a alta liderança estava convencida da importância do tema, o passo seguinte era engajar as demais lideranças, e estas, as suas equipes. Esse é o único caminho para que a experiência do paciente seja um propósito praticado.

Treinamentos, discussões, muita comunicação, inserção do tema nos mais diversos encontros e reuniões fizeram parte do receituário. Dados do Serviço de Atendimento ao Cliente (SAC) e de pesquisas iam apontando nossas fragilidades e pautando ações de melhoria. Mas é mais fácil os profissionais entenderem a importância de prestar um cuidado eficiente e seguro ao paciente do que enxergarem a relevância daquela "fome" de outros elementos que fazem a boa experiência.

Como apontam sucessivas pesquisas do *The Beryl Institute*, o que faz a diferença para o paciente não é a beleza ou modernidade das instalações, a facilidade de estacionar o carro ou amenidades como serviços de *streaming* na TV, refeições preparadas por *chefs* e coisas do gênero. O que marca pontos positivos é a capacidade da equipe de ouvir o paciente, dar explicações claras em uma linguagem que ele entenda, tratá-lo com cortesia e encarar sua dor com seriedade, entre outros aspectos. Basicamente, é empatia e comunicação para entender suas necessidades/expectativas e ações para atender.

Em 2016, contribuindo para disseminar o tema entre nós e influenciar outras organizações a respeito do assunto, promovemos o I Simpósio Latino Americano em Experiência do Paciente, com a participação de especialistas da *Cleveland Clinic*, *The Beryl Institute* e IHI. Na ocasião também foi lançada a versão em português do livro de James Merlino, incluindo um conteúdo exclusivo assinado pelo Hospital Israelita Albert Einstein, relatando nossos passos até então.

Capacitação e treinamentos, inclusive com simulação realística, foram valiosos, assim como interações mais diretas em áreas onde identificávamos fragilidades. Às vezes, até profissionais que estavam abraçando a causa não sabiam direito como exercitar empatia e comunicação. Claudia Laselva, diretora de Serviços Hospitalares e de Práticas Assistenciais do Einstein, lembra o relato que recebemos de uma mãe reclamando que a médica que atendeu seu filho no Pronto Atendimento havia dito que a criança poderia ter alta e continuar tomando antibióticos em casa, ou permanecer internada para receber o medicamento no hospital, e perguntou qual alternativa a mãe preferia. Quando soube do relato, a médica se surpreendeu: tinha feito exatamente o que manda o "figurino" para envolver o paciente (o responsável, no caso de crianças) na decisão. Era, sim, uma iniciativa positiva, mas teria sido perfeita com uma explicação mais detalhada sobre os prós e contras de cada alternativa.

A EXPERIÊNCIA DE OUTRO PÚBLICO

Em 2014, estávamos entusiasmados com os horizontes que vislumbrávamos para melhorar a experiência do paciente e ficamos ainda mais animados quando, em parceria com a Johnson & Johnson, conseguimos trazer o *Disney Institute* para uma jornada chamada *Patient Experience Improvement*. A *Disney*, como se sabe, é uma referência global em encantamento e experiência do cliente, presta consultoria para organizações do mundo todo e certamente teria muito a nos ensinar.

Para fazer um diagnóstico, eles realizaram uma pesquisa pela internet e promoveram *focus groups* com lideranças, colaboradores das diversas categorias profissionais e pacientes usuários de diferentes serviços prestados pelo Einstein. Depois, apresentaram os resultados em um *workshop* para nossas lideranças. De modo geral, a experiência dos pacientes era positiva, mas, se quiséssemos melhorar – o que evidentemente estávamos dispostos a fazer, como mostravam a criação e as atividades do nosso escritório –, tínhamos de investir também em outra frente: a experiência dos colaboradores. A magia dos parques da *Disney* acontece com colaboradores que se sentem cuidados e valorizados, imbuídos da missão de fazer a mágica acontecer.

Os consultores da *Disney* nos apontaram onde estavam as maiores oportunidades para fazer a magia de encantar nossos pacientes: aprimorar a comunicação, o trabalho em equipe e a colaboração; trabalhar nos atributos de liderança e investir nos cuidados dedicados aos nossos profissionais e em ações de reconhecimento.

Foi o que fizemos. Escritório e RH se uniram, e outras iniciativas se somaram àquelas que já estavam planejadas, levando em conta oportunidades que já tínhamos observado em nossas pesquisas internas de clima e outros canais. Isso incluiu novas ações de capacitação de lideranças formais e informais sobre cuidado centrado no paciente, reforço às práticas de *feedback* e reuniões periódicas de diretores executivos com profissionais assistenciais para discutir temas como carreira, oportunidades de desenvolvimento, benefícios e condições de trabalho, além de questões da rotina de atividades que, na visão dos colaboradores, impactavam positiva ou negativamente a experiência do paciente.

Ao lado dessa injeção de altas doses de comunicação e proximidade entre liderança e liderados, investimos em ações de reconhecimento e na ampliação de benefícios, como a criação do Programa Cuidar, voltado à promoção da saúde e prevenção de doenças dos nossos profissionais e seus dependentes, e de um programa voltado especificamente à saúde mental, na época batizado de *Calmamente*.

Também buscamos abordagens inovadoras para preparar nossas equipes e alavancar o cuidado humanizado. Na época, uma de nossas inspirações veio da metodologia de Cuidado Humanitude, da Universidade de Coimbra. Basicamente eram passos que tinham de ser dados para estabelecer uma conexão com o paciente desde o começo – a importância do olhar, do toque, da proximidade, da palavra, da comunicação não verbal. Não é incomum, por exemplo, que o médico entre no quarto onde o paciente está deitado na cama e permaneça em pé o tempo todo. A relação seria diferente se o profissional se sentasse no sofá ou numa cadeira próxima.

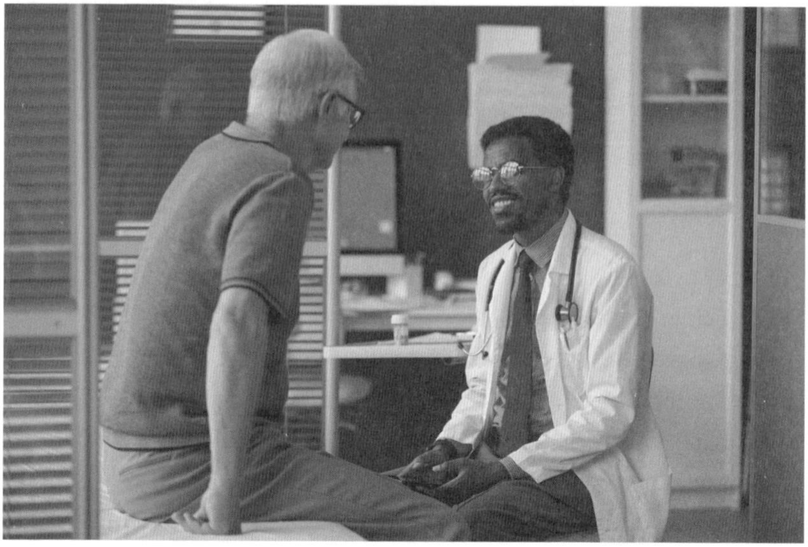

Os nossos movimentos voltados a colaboradores, pacientes e transformação cultural iam produzindo bons frutos quando chegou o "furacão" covid-19. O desafio era duplo: cuidar de pacientes com uma doença então desconhecida e também dos profissionais encarregados de prestar esse cuidado. Ouvir os colaboradores e entender suas necessidades e seus temores – inclusive o medo de se infectar ou de contaminar pessoas de suas famílias – foi algo decisivo para as ações que adotamos. Criamos o *Ouvid*, uma ampliação da estrutura e das ações do programa de saúde mental que já tínhamos. Passamos a atender no próprio Einstein colaboradores com quadros graves de covid-19. Fizemos uma parceria com uma escola (Colégio Miguel de Cervantes) para cuidar dos filhos dos nossos profissionais para que pudessem trabalhar sem se preocupar com as crianças. E disponibilizamos vagas em um hotel próximo para quem preferia não voltar para casa por morar longe ou porque temia infectar alguém da família.

Mesmo com todos esses esforços, achávamos que, em razão da sobrecarga de trabalho e do estresse, teríamos uma queda nos índices de satisfação em nossa próxima pesquisa de clima. Aconteceu exatamente o contrário: o índice subiu. Ao lado de nossas iniciativas, creio que a crise sanitária também intensificou a afinidade de propósitos entre instituição e profissionais e acentuou o sentimento de ter um trabalho com significado. Das jornadas estendidas às ligações de vídeo por celular para que o paciente se comunicasse com familiares, cada um entregava seu melhor para cuidar do paciente e do ser humano.

SPA, UM NOVO MOTOR

Nas discussões das lideranças envolvidas com Experiência do Paciente, chegamos à conclusão de que precisávamos treinar todos os nossos colaborares para desenvolver as competências necessárias. Mas onde está escrito o modelo de atendimento ao paciente do Einstein que deve nortear esse treinamento? A pergunta que o RH nos direcionou fazia todo o sentido. Não tínhamos nada estruturado definindo o que caracterizava o nosso modelo.

Foram dezenas de sessões de *brainstorm* e reuniões com médicos e profissionais das mais diversas áreas. Chegamos a sete características principais, que levamos para uma reunião do Conselho Consultivo de Pacientes e Familiares. As visões tinham muito em comum, e as afinamos para cinco características, que foram apresentadas para a alta liderança. O material foi bem-aceito, mas seria importante ter algo ainda mais simples e enxuto, algo que as pessoas captassem logo e se lembrassem facilmente. Claudia Laselva saiu da reunião com essa missão e, depois, liderou o programa que brotou em seguida.

Assim nasceu o SPA, um acrônimo que traduzia em três pontos a essência do nosso modelo de cuidado centrado no paciente e impulsionador de sua boa experiência: S de Segurança, P de Paixão em servir e A de Atenção aos detalhes. O programa acelerador SPA foi lançado em 2017. Uma das primeiras iniciativas foi deixar de lado o modelo departamental. Em vez de ter uma área, o Escritório de Experiência do Paciente, irradiando suas conclusões/orientações para o hospital, o Programa Acelerador trazia todas as áreas para refletir a agir em relação ao tema. Estabelecemos oito eixos de trabalho multidisciplinar e interdepartamental: Engajamento dos Médicos e Colaboradores; Capacitação; Engajamento do Paciente; Segurança do Paciente/Transparência; Eficiência; Ambiente; Desfechos e Visão do Paciente/Métricas. Cada eixo tinha um líder e um time de até 16 pessoas encarregadas de realizar diagnósticos, estabelecer e executar planos de melhoria, com apresentação periódica da evolução para a alta direção. Também foram definidas duas dezenas de indicadores compondo o *dashboard* de Experiência do Paciente, contemplando, entre outros, dados de segurança e da percepção dos pacientes e familiares sobre os serviços.

Treinamos multiplicadores que se encarregaram de disseminar o modelo SPA e também investimos em ferramentas para aprimorar a comunicação entre equipes e a segurança psicológica dos colaboradores, visando criar um ambiente em que tivessem abertura e tranquilidade para tirar dúvidas e dar suas contribuições, independentemente de hierarquia/gradiente de autoridade. Assim, implantamos o *Health Crew Resource Management* (HCRM), um treinamento comportamental baseado no *Crew Resource Management* (CRM) da aviação. Também adotamos um posicionamento de tolerância zero para situações de desrespeito e comportamentos disruptivos.

PRONTUÁRIO: ACESSO AOS PACIENTES

Outro movimento importante foi proporcionar aos pacientes maior acesso às informações sobre sua saúde. Nesse sentido, vale destacar a implantação do *Open Notes*, uma plataforma digital que, entre outros recursos, disponibilizava aos pacientes acesso ao seu prontuário eletrônico e resultados de exames. Era um novo patamar de transparência e de conteúdos que dinamizariam a comunicação entre médicos e pacientes e a participação destes nas decisões e no autocuidado. Mais tarde, migramos esse recurso para o Meu Einstein, aplicativo repleto de serviços que facilitam a vida do paciente e mais conteúdos que favorecem seu engajamento e a educação em saúde. Hoje, com os quartos automatizados, no *tablet* o paciente internado também pode acessar facilmente seu prontuário.

Além de SAC, Meu Einstein, outros canais de manifestação (redes sociais, Reclame Aqui etc.) e pesquisas tradicionais de satisfação, ferramentas de avaliação pós-atendimentos reforçaram

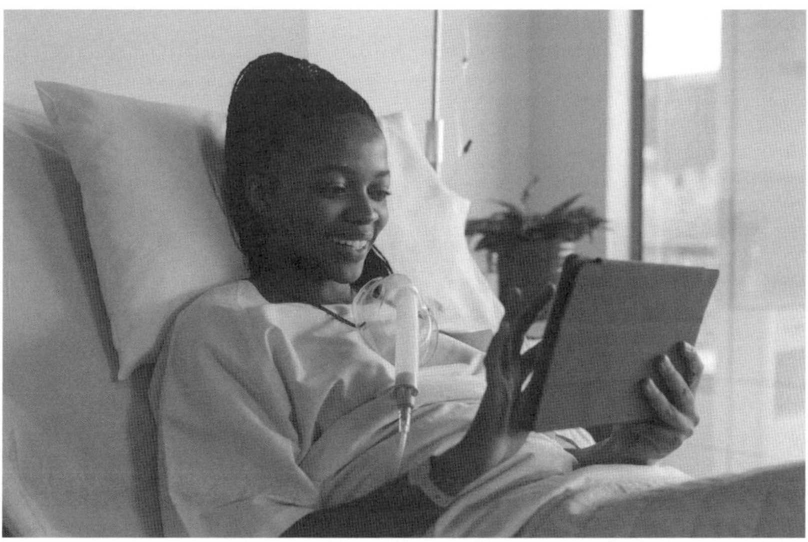

nossos canais de comunicação e interação com os pacientes. Na época do lançamento do SPA, também começamos a trabalhar a implantação dos indicadores reportados pelos pacientes com base na metodologia desenvolvida pelo *International Consortium for Health Outcomes Measures* (ICHOM): os PROM (*patient-reported outcomes measures*), captando sua percepção sobre aspectos funcionais após o tratamento), e os PREM (*patient-reported experience measures*), relativos à sua experiência.

TRANSVERSALIDADE

Em 2022, demos um novo passo importante: criamos uma Diretoria de Experiência em Saúde, uma estrutura horizontal que aglutinou áreas que lidam com experiência (incluindo experiência dos pacientes/familiares e apoiando atividades de experiência de médicos e dos colaboradores) e tem uma atuação transversal. Afinal, se a experiência do paciente é fruto de suas percepções ao longo de sua jornada na instituição em todos os pontos de contato, uma atuação transversal é decisiva para que tenhamos tudo e todos sintonizados na mesma partitura e engajados no objetivo de avançar continuamente.

Cada vez mais, estamos empenhados em proporcionar uma experiência personalizada, usando para isso todas as fontes de *inputs*: das pesquisas relacionais e transacionais (pós-atendimento) que temos em tempo real (cada pessoa que passa pelo Einstein pode responder a pesquisas sobre como foi seu atendimento), registros no SAC e *contact center* até estudos que fazemos considerando os vários pontos de contato e identificando o que podemos melhorar em cada um deles. Como observa a Dra. Flavia Camargo, diretora de Experiência em Saúde do Einstein, mesmo a jornada de um paciente que vai fazer um *checkup* ou um procedimento cirúrgico simples envolve dezenas de pontos de contato e interações com diferentes perfis de profissionais – o manobrista do estacionamento, o funcionário da recepção, médicos e equipes de enfermagem, funcionários da limpeza, do serviço de refeições, da área de pagamento etc.

A tecnologia é uma aliada. Com uma robusta equipe de analistas e uso de inteligência artificial, podemos cruzar dados e identificar tanto oportunidades de melhoria mais perenes (mudar um processo ou uma estrutura) como agir numa questão pontual que esteja impactando a experiência naquele momento. Temos *dashboards* que permitem saber o que está acontecendo em cada área e prestamos atenção especial àquelas mais sensíveis, como UTI e emergência. Podemos, por exemplo, identificar em determinado momento um maior número de insatisfações com o tempo de espera no Pronto Atendimento, descobrir que tivemos um aumento atípico de movimento e agir rapidamente, direcionando para lá uma equipe de reforço.

No Pronto Atendimento, aliás, lançamos em 2025 mais um projeto, chamado Sala de Espera do Paciente. Em vez de apenas retirar o *ticket* quando chega, o paciente é convidado a preencher um questionário eletrônico com perguntas básicas, colhendo informações sobre sua queixa, dados de histórico de saúde e outros que ajudarão a subsidiar e agilizar a consulta médica. Assim, o paciente começa antes sua participação e fica menos ansioso com a espera, já que se sente cuidado e ouvido antes mesmo de entrar no consultório do médico.

Uma ferramenta valiosa é o *customer relationship management* (CRM), que permite utilizar dados de diversas fontes para individualizar o relacionamento com os diferentes públicos – pacientes, médicos, colaboradores... É o mesmo recurso usado, por exemplo, por empresas de varejo ou canais de *streaming* para descobrir padrões de comportamento e preferências de seus consumidores.

HIGH TECH, HIGH TOUCH

Para além de aspectos relacionados à qualidade e segurança assistencial, ferramentas digitais são valiosas para melhorar a experiência e a comunicação com o paciente. Entre outros pontos, recursos que otimizam processos permitem que as equipes tenham mais tempo para estar com os pacientes. E pacientes ficam mais satisfeitos com processos mais ágeis e eficientes e com facilidades de agendamento, autoatendimento e acesso a informações.

Mas há algo que segue indispensável: o toque, o olhar humanizado, a atenção mais próxima, a empatia, a capacidade de entender o que faz a diferença para o indivíduo para além da excelência assistencial, para além dos desfechos.

Às vezes são detalhes sutis que só se tornam evidentes quando a centralidade do paciente faz parte da cultura da organização e de cada profissional que atua dentro dela. Lembro de um episódio recente em que uma paciente idosa, que eu havia operado da vesícula na noite anterior – um caso simples –, reclamou que no dia seguinte ninguém havia falado com ela. Ora, um médico da minha equipe esteve lá, conversou com ela e constatou que estava tudo bem. Isso além dos atendimentos dos profissionais de enfermagem que estiveram com ela várias vezes, acompanhando quadro clínico e administrando medicamentos, perguntando se tinha dor. Era final da tarde quando eu soube da reclamação do "ninguém falou comigo". Desconfiei imediatamente que o "ninguém" era eu. Do ponto de vista assistencial, ela tinha recebido todo o atendimento e estava OK. Eu já estava programado para vê-la, mas acelerei minha saída do consultório e lá fui eu para o apartamento da paciente. Conversamos por mais de 40 minutos, sendo que o tema específico da sua cirurgia não foi o prevalente. No dia seguinte, retornei para dar alta, e ela me recebeu alegre, unindo os dedos das mãos para fazer um

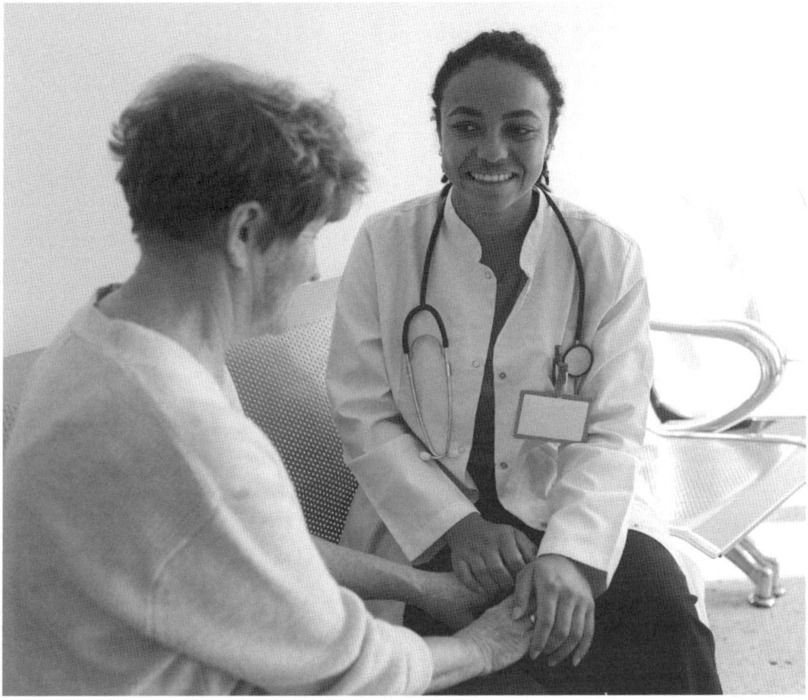

coraçãozinho. Nada mudou no resultado da cirurgia, que foi ótimo. Mudou a experiência da paciente.

Pesquisas mostram que a experiência pessoal tem um peso importante na escolha de um hospital. Segundo estudo publicado em 2018 pela PwC, embora as experiências positivas tenham impacto nas decisões dos consumidores em todas as indústrias, elas têm uma influência muito maior no setor de cuidados de saúde (78%), seguido por bancos (75%), restaurantes (74%) e hotéis (74%). No mesmo ano, o *The Beryl Institute* apontava novamente o que eram os aspectos mais importantes da experiência do paciente: no topo estavam itens que, em última instância, têm a ver com comunicação: ser ouvido (71%), receber informações claras (67%) e ser tratado com cortesia e respeito (65%); no final da lista estavam aspectos como facilidade para estacionar (20%) e a qualidade das refeições (26%).

CONSELHOS DE PACIENTES E FAMILIARES: COLABORAÇÃO E COCRIAÇÃO

Também amadurecemos e aprimoramos o funcionamento dos Conselhos Consultivos de Pacientes e Familiares, com uma dinâmica mais colaborativa e um processo de cocriação de soluções. Em 2025, tínhamos seis conselhos ativos focados nos temas: educação e engajamento do paciente e família; treinamento de equipe; diversidade, inclusão e acessibilidade; canais de comunicação do Einstein com os pacientes; segurança do paciente; infraestrutura, hotelaria e *facilities*. Além disso, pacientes passaram a integrar o Comitê de Qualidade e Assistência, instância que faz recomendações da estratégia nessa área para a diretoria.

Foi assim que chegamos até aqui. E seguiremos em frente, porque a experiência do paciente é um fascinante horizonte que, a cada passo que damos, nos convida a ir mais longe.

FONTES CONSULTADAS

Merlino J. Obcecados por servir: construindo valor a partir da experiência do paciente. São Paulo: Ateneu; 2016.

PwC. Experience is everything: Here's how to get it right. [acesso em maio de 2025]. Disponível em: www.pwc.com/us/en/advisory-services/publications/consumer-intelligence-series/pwc-consumer-intelligence-series-customer-experience.pdf

The Beryl Institute. Consumer perspectives on patient experience 2018. [acesso em maio de 2025]. Disponível em: https://theberylinstitute.org/product/consumer-perspectives-on-patient-experience-2018/

2

Por que falar sobre comunicação clínica?

Danilo Yamamoto Nanbu

"Passei em atendimento no pronto-socorro na noite passada e tive uma experiência ruim. O médico que me atendeu (não sei o nome, era alto e magro) parecia estar com pressa: começou logo com várias perguntas rápidas, senti que estava só preenchendo um formulário de perguntas pré-prontas. Após me examinar, disse que era só um resfriadinho e que o pronto-socorro estava cheio de casos idênticos ao meu. Entregou a receita e me liberou. Só quando cheguei em casa percebi: esqueci de perguntar se meu dedão machucado estava infectado... agora não sei se volto ou não."

Nunca tivemos tanta informação e ferramentas para cuidar bem dos nossos pacientes: aumento exponencial de publicações científicas de qualidade, fácil e rápido acesso a revistas indexadas de todo o mundo, digitalização de prontuários possibilitando acesso instantâneo ao histórico dos pacientes, avanço tecnológico a passos largos com exames diagnósticos cada vez menos invasivos, mais sensíveis e específicos. Mas será que de fato estamos cuidando melhor dos nossos pacientes? De igual importância: será que eles estão se sentindo bem cuidados?

Uma pesquisa da Universidade de Chicago, realizada nos Estados Unidos, estudou a percepção dos pacientes quanto à qualidade do atendimento em saúde[1]. Foram entrevistados mais de mil adultos, e questionados: "Quando você pensa em médicos ou outros profissionais de saúde, qual fator você acha ser o mais importante para ser considerado um profissional da saúde de alta qualidade?". Cerca de 59% das respostas estavam ligadas com a relação médico-paciente e personalidade do profissional, e apenas 29% das respostas focaram em desfechos clínicos como "o médico que acerta com precisão o diagnóstico", ou "o médico que possui grande conhecimento".

A resposta mais frequente para descrever um médico de alta qualidade foi: "um médico que ouve e é atencioso". Quando questionados sobre o fator mais importante para o profissional de saúde ser considerado de baixa qualidade, a resposta mais comum foi um espelho da primeira: "não ouvir ou não ser atencioso".

O estudo conclui que os pacientes tendem a valorizar mais uma boa comunicação que a competência diagnóstica do profissional. Sendo assim, considere os seguintes dados de literatura: em média os médicos interrompem os pacientes após 18 segundos do início da descrição dos seus sintomas[2], cerca de 54% dos problemas do paciente e 45% de suas preocupações não são perguntadas pelo médico[3], médicos e pacientes discordam da principal queixa do paciente em cerca de 50% das consultas[4], e problemas de comunicação são responsáveis por cerca de 12% dos erros clínicos durante um plantão de pronto-socorro[5]. Ou seja, apesar de a comunicação ser bastante valorizada pelos pacientes, os profissionais da saúde não estão conseguindo se comunicar de maneira apropriada.

Nesse sentido, as evidências só crescem sobre os benefícios de uma boa comunicação em saúde[6-9]:

- **Para os profissionais da saúde:** médicos com boa comunicação têm maior satisfação pessoal com a profissão, maior precisão diagnóstica, maior eficiência no atendimento solicitando menos testes diagnósticos e encaminhamentos, redução de processos judiciais de pacientes por erro médico, melhor relacionamento com equipe de saúde e redução de *burnout*.
- **Para os pacientes:** maior satisfação e adesão aos tratamentos propostos, maior alívio dos sintomas que o levaram ao médico, melhora do controle de condições crônicas como dor, ansiedade, hipertensão, menor número de lesão de órgãos-alvo em pacientes com lúpus, entre outros benefícios.

ELEMENTOS DE UMA BOA COMUNICAÇÃO

Em estudo para elaboração e validação de escore para avaliar a qualidade da comunicação médica (*Communication Assessment Tool*), Makoul e colaboradores[10] realizaram uma pesquisa qualitativa com pacientes e elencaram os aspectos mais importantes da comunicação, resultando em uma escala de 14 itens:

1. O médico me cumprimentou de maneira que fez eu me sentir confortável.
2. O médico me tratou com respeito.
3. O médico demonstrou interesse sobre o que penso sobre minha saúde.
4. O médico entendeu minhas principais preocupações.

5. O médico prestou atenção em mim (me olhou, me escutou atentamente).
6. O médico me deixou falar sem interrupções.
7. O médico deu todas as informações que eu quis.
8. O médico conversou comigo em termos que consegui entender.
9. O médico checou para garantir que eu entendi tudo.
10. O médico me incentivou a fazer perguntas.
11. O médico me envolveu nas decisões tanto quanto eu quis.
12. O médico discutiu os próximos passos, inclusive planos de seguimento.
13. O médico demonstrou atenção e preocupação.
14. O médico passou a quantidade certa de tempo comigo.

Uma preocupação frequente é a de que uma boa comunicação poderia exigir muito tempo de interação com os pacientes, o que tornaria difícil sua aplicação, principalmente em ambientes de pronto atendimento. Contudo, estudos mostram que médicos que demonstram empatia na verdade economizam tempo em suas consultas[6], além de fornecer uma melhor experiência ao paciente.

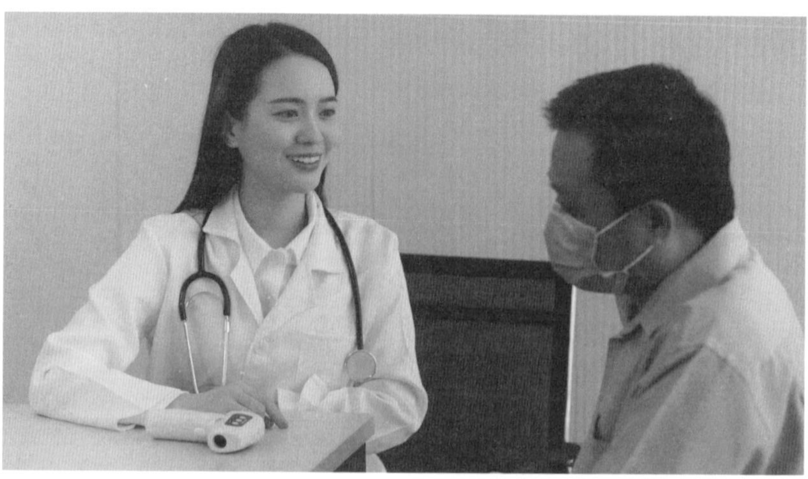

APRIMORANDO A COMUNICAÇÃO

Apesar de toda a evidência disponível sobre os benefícios de comunicação, a maioria dos médicos no Brasil e no mundo não recebe treinamento formal em comunicação, tanto durante a graduação quanto durante a residência. Mais preocupante ainda é o fato de que há uma deterioração na qualidade da comunicação ao longo da carreira médica[11]. Pacientes tendem a preferir ser atendidos por estudantes a médicos mais experientes, pois os alunos investem mais seu foco no paciente como pessoa e menos nos aspectos técnicos da consulta.

Felizmente, a comunicação não é uma habilidade inata com a qual nascemos ou não. É uma habilidade que pode ser treinada e aperfeiçoada, com treinamentos eficazes para melhorar indicadores de boa comunicação[12].

Inspirados em oferecer ferramentas aos profissionais de saúde para uma boa comunicação, elaboramos este manual voltado principalmente para os encontros de pronto atendimento, baseado nas melhores evidências científicas sobre os temas. Temos como objetivo principal melhorar a experiência do paciente e aumentar a satisfação profissional, através de uma comunicação efetiva com seus colegas de trabalho, pacientes e acompanhantes.

Discutiremos de forma prática os elementos mais importantes da boa comunicação, retornando ao principal pilar do cuidado em saúde. Como William Osler já nos alertava no século XVII: "o bom médico trata a doença, o ótimo médico trata do paciente que tem a doença". É só com uma boa comunicação que obteremos o melhor cuidado de pessoas.

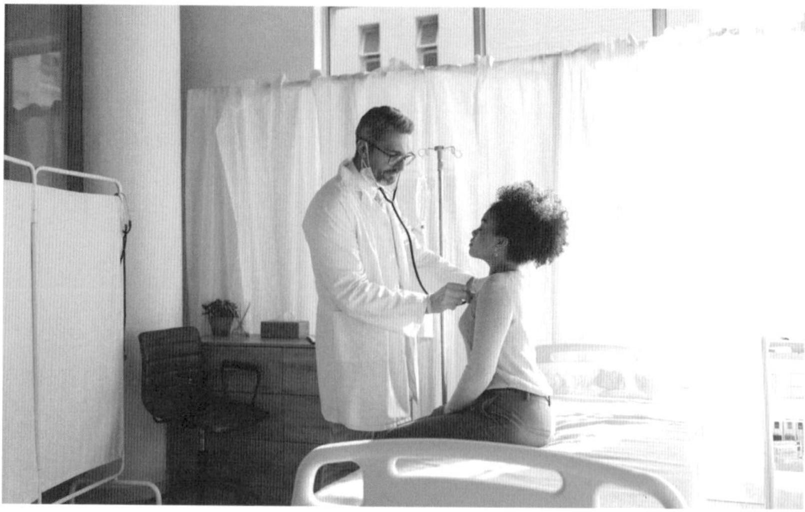

REFERÊNCIAS BIBLIOGRÁFICAS

1. Finding Quality Doctors: How Americans Evaluate Provider Quality in the United States. The Associated Press-NORC Center for Public Affairs Research. 2014.
2. Frankel R, Beckman H: Evaluating the patient's primary problem(s). In Stewart M, Roter D, editores. Communicating with medical patients. Newbury Park: Sage Publications; 1989. p. 86-98.
3. Stewart MA, McWhinney IR, Buck CW. The doctor/patient relationship and its effect upon outcome. J R Coll Gen Pract. 1979;29:77-82.
4. Starfield B, Wray C, Hess K, Gross R, Birk PS, D'Lugoff BC. The influence of patient-practitioner agreement on outcome of care. Am J Public Health. 1981;71(2):127-31.
5. Fordyce J, Blank FS, Pekow P, Smithline HA, Ritter G, Gehlbach S, et al. Errors in a busy emergency department. Ann Emerg Med. 2003;42(3):324-33.

6. Derksen F, Bensing J, Lagro-Janssen A. Effectiveness of empathy in general practice: a systematic review. Br J Gen Pract. 2013;63(606):e76-84.
7. Makoul G, van Dulmen S. What is effective doctor–patient communication? Review of the evidence. In: Brown J, Noble LM, Papageorgiou A, editores. Clinical communication in medicine. Chichester: John Wiley and Sons; 2016.
8. Rathert C, Wyrwich MD, Boren SA. Patient-centered care and outcomes: a systematic review of the literature. Med Care Res Rev. 2013;70(4):351-79.
9. Levinson W, Roter DL, Mullooly JP, Dull VT, Frankel RM. Physician–patient communication: the relationship with malpractice claims among primary care physicians and surgeons. JAMA 1997;7:553-9.
10. Makoul G, Krupat E, Chang CH. Measuring patient views of physician communication skills: development and testing of the Communication Assessment Tool. Patient Educ Couns. 2007;67(3):333-42.
11. Illingworth R. Patient-centredness. In: Brown J, Noble LM, Papageorgiou A, editores. Clinical communication in medicine. Chichester: John Wiley and Sons; 2016.
12. Hulsman RL, Ros WJ, Winnubst JA, Bensing JM. Teaching clinically experienced physicians communication skills A review of evaluation studies. Med Educ. 1999;33(9):655-68.

3

Elementos básicos de etiqueta em saúde

Luiz Antônio Brito Arruda Vasconcelos

"Boa noite. Gostaria de agradecer muito por todo o atendimento que tive ontem. Gostaria de começar a falar sobre a Dra. ___________ e a equipe de enfermagem. Eles foram de extrema empatia e amabilidade com a minha situação, de maneira que eu tive um apoio além das expectativas. Nunca fui tão bem tratada por um médico. Que tenhamos mais Dras. ____________ no mundo! Explicou tudo sobre os procedimentos aos quais eu seria submetida e deu plena atenção a todas as minhas dúvidas e questionamentos. Em um momento de extrema vulnerabilidade, esse tratamento fez toda a diferença para que eu me sentisse bem e acolhida. Muito obrigada! Vou levar vocês sempre em meu coração!"

Uma revisão sistemática da literatura realizada recentemente[1] demonstrou que a satisfação do paciente está intimamente relacionada à empatia e à qualidade das relações interpessoais estabelecidas durante o atendimento. A empatia é considerada uma ferramenta fundamental para o estabelecimento de uma comunicação eficaz.

A comunicação eficaz entre o profissional de saúde e o paciente, por sua vez, é um elemento-chave para a obtenção do resultado terapêutico esperado. A qualidade da conexão estabelecida entre ambos os agentes trará resultados tanto em curto prazo, com impacto sobre o grau de entendimento do paciente sobre a sua saúde, quanto em médio e longo prazos, influenciando a adesão ao plano de tratamento.

Entre os benefícios que uma comunicação efetiva pode proporcionar para a promoção da saúde destacam-se o seu próprio efeito terapêutico *per se*, pela possibilidade de redução de estresse e ansiedade durante a conversa, além de permitir o aumento do conhecimento do paciente sobre as suas comorbidades, incentivando o seu empoderamento e a decisão compartilhada, além do melhor gerenciamento das emoções.

Há evidências de uma estreita relação da qualidade do vínculo estabelecido no atendimento com a acurácia diagnóstica e desfechos clínicos[2].

Uma análise realizada pela *Joint Commission International* sobre eventos-sentinela – que comprometem a segurança do paciente, podendo resultar em óbito, dano permanente ou grave dano temporário – demonstrou que aproximadamente 70% deles ocorrem em virtude de falhas na comunicação[3].

Interessante notar que os principais determinantes da insatisfação de usuários de serviços de saúde primários observados em um estudo publicado em 2021 foram a falta de educação do médico e de sua equipe ($p = 0{,}0001$) e a falta de compreensão sobre as informações em saúde fornecidas ($p = 0{,}004$)[4].

A procura por atendimento em um serviço de saúde é, em graus variados, um exercício de confiança e vulnerabilidade. As expectativas que permeiam esse momento quase sempre o cercam, em alguma medida, de angústia e fragilidade. Quando o profissional não se apresenta, se apressa, age de forma pouco empática ou parece desatento, é menos provável que o paciente compartilhe suas preocupações ou detalhes daquilo que está vivenciando.

Neste capítulo, apresentaremos sugestões de atitudes básicas capazes de tornar mais confortável esse momento para aquele que está sendo cuidado e que constituem os elementos básicos de etiqueta para profissionais de saúde.

APRESENTAÇÃO

"Estou deitada em uma maca no departamento de emergência, extremamente indisposta. Minha temperatura é 39 °C, e meu pulso, 150 batimentos por minuto. Há cerca de 36 horas que eu passei por um procedimento e desenvolvi sepse. Um jovem cirurgião está me atendendo. Ele não se apresenta pelo nome e se apresenta como um dos médicos.

"Uma enfermeira vem administrar meus antibióticos intravenosos. Ela não se apresenta de forma alguma.

"Ao longo dos cinco dias de internação, perdi a conta do número de vezes que isso ocorreu. Tenho que perguntar aos membros da equipe seus nomes. Parece estranho e errado. Apresentar-se é o primeiro passo básico ensinado em qualquer interação clínica para qualquer profissional de saúde, mas já paramos para refletir sobre o quão isso é importante?"[5]

O trecho anterior, publicado no *British Medical Journal*, é um depoimento verídico da médica e paciente oncológica em cuidados paliativos Kate Granger. Após essa experiência, Kate lançou no antigo Twitter (hoje plataforma X) a campanha *#hellomynameis*, como forma de conscientizar os profissionais de saúde sobre o tema.

Muito mais do que simplesmente boas maneiras, a forma como você se apresenta ao paciente e a seus familiares pode determinar os rumos da consulta e desse relacionamento. A abordagem inicial sempre deve ser amistosa, de preferência com um sorriso e contemplando todos os presentes. Além do nome, é fundamental especificar a sua função, como:

> "Olá, Sr. João, eu sou o Dr. Luiz, o médico cardiologista que irá realizar o seu atendimento hoje."

É prudente adotar pronomes de tratamento que indicam formalidade, como "senhor" e "senhora", a menos que haja manifestação clara de desejo por ser chamado(a) pelo primeiro nome. O nome do paciente precisa ser dito de maneira clara e, de preferência, com a pronúncia adequada, mesmo que para isso seja preciso perguntar-lhe expressamente a forma correta.

Os crachás e as etiquetas de identificação devem ser utilizados em locais visíveis da vestimenta, mas não substituem a introdução verbal do nome do profissional. Caso tenha chamado o paciente em uma recepção ou antessala, guie-o calmamente até o consultório e deixo-o sempre entrar primeiro, abrindo a porta para ele.

As apresentações também são elemento fundamental para a construção de uma equipe de saúde eficaz e colaborativa. Apresentar o seu nome e função em um novo ambiente de trabalho é fundamental para o estabelecimento de boas relações de trabalho.

EVITE INTERRUPÇÕES PRECOCES

Um componente crítico da comunicação centrada no paciente é o estabelecimento de uma agenda que aborde as suas prioridades para a consulta. Ospina e colaboradores, em estudo publicado no *Journal of General Medicine*[6], observaram que a maior parte dos profissionais não aborda essa agenda de forma adequada e, quando o fazem, interrupções precoces são realizadas pelo profissional de saúde na maior parte das vezes. Após uma primeira pergunta aberta, como "em que posso lhe ajudar hoje?", os pacientes foram interrompidos, em média, após 11 segundos de fala. As interrupções foram mais precoces nas consultas realizadas por especialistas (em média, 8 segundos), quando comparadas às realizadas pelo profissional da atenção primária (em média, 19 segundos).

Estudos anteriores[7,8] já haviam demonstrado que o discurso após uma pergunta inicial aberta em média não leva mais do que 92 segundos na maioria das situações, e estima-se que 80% do que o profissional precisa saber para a obtenção de um diagnóstico estará nessa fala inicial. Portanto, salvo algumas exceções, em que intervenções são necessárias para o esclarecimento de dúvidas, evitar interrupções precoces é uma excelente estratégia para estabelecer conexão e compreender as expectativas do paciente para a consulta.

ASSEGURE PRIVACIDADE

Em 1948, a Declaração Universal dos Direitos Humanos já apontava a privacidade como um dos direitos básicos de qualquer ser humano. O direito de um paciente ter as suas informações sobre saúde mantidas de forma confidencial também é considerado fundamental e elemento-chave para a construção de uma relação de confiança com os profissionais e os serviços de saúde.

Pesquisas também têm demonstrado que a confiança de que suas informações serão mantidas sob sigilo está ligada a maiores índices de satisfação com o médico, maior qualidade das informações prestadas e qualidade do atendimento, além de maior adesão à terapêutica proposta.

Evitar atendimentos de portas abertas, exposição de materiais contendo dados de pacientes em ambientes não seguros e compartilhamento de informações contendo dados pessoais é um elemento básico para manter o sigilo dos dados.

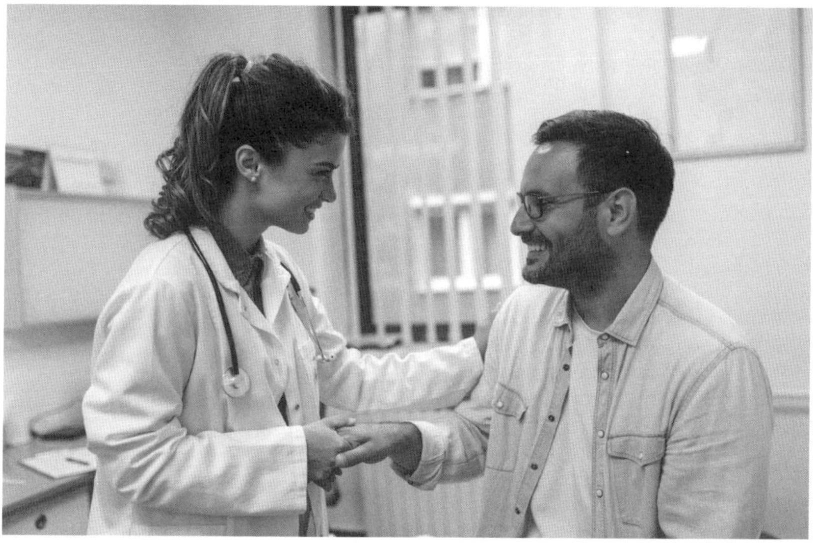

PONTUALIDADE

Chegar no horário planejado é uma manifestação de respeito com os demais colegas e, sobretudo, com os pacientes. Profissionais que se atrasam com frequência geram insatisfação entre a equipe e comprometem a qualidade da assistência prestada.

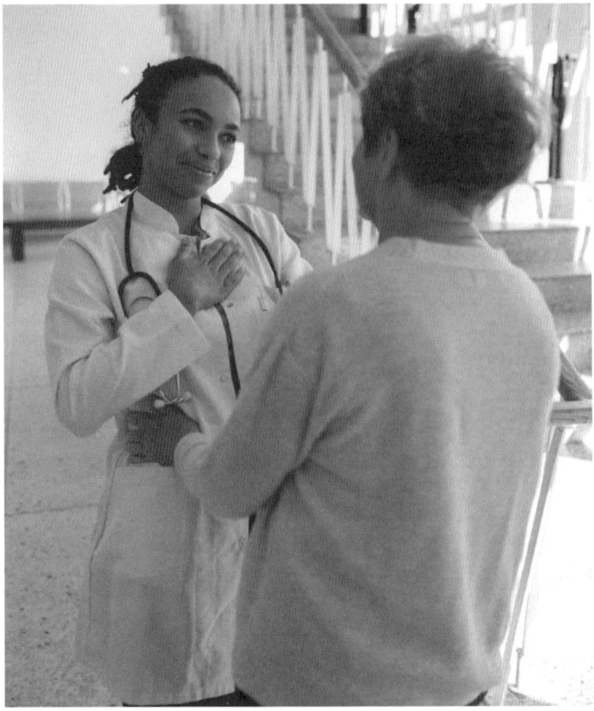

A Organização Mundial da Saúde define o tempo de espera do paciente pelo atendimento como uma das métricas de um sistema de saúde eficiente[9]. A pontualidade é considerada característica fundamental para transmitir a almejada imagem de organização e profissionalismo, além de ter influência crucial na relação entre os profissionais de saúde e os pacientes.

Em um estudo realizado a partir de mais de 386 mil avaliações *online* sobre médicos do estado da Virgínia (EUA)[10], em que os pacientes pontuavam diferentes características dos profissionais com notas entre 1 (pior nota) e 5 (melhor nota), apenas 30,88% deles receberam 5/5 no quesito pontualidade, o que demonstra o quanto é preciso melhorar nesse aspecto para atender às expectativas das pessoas.

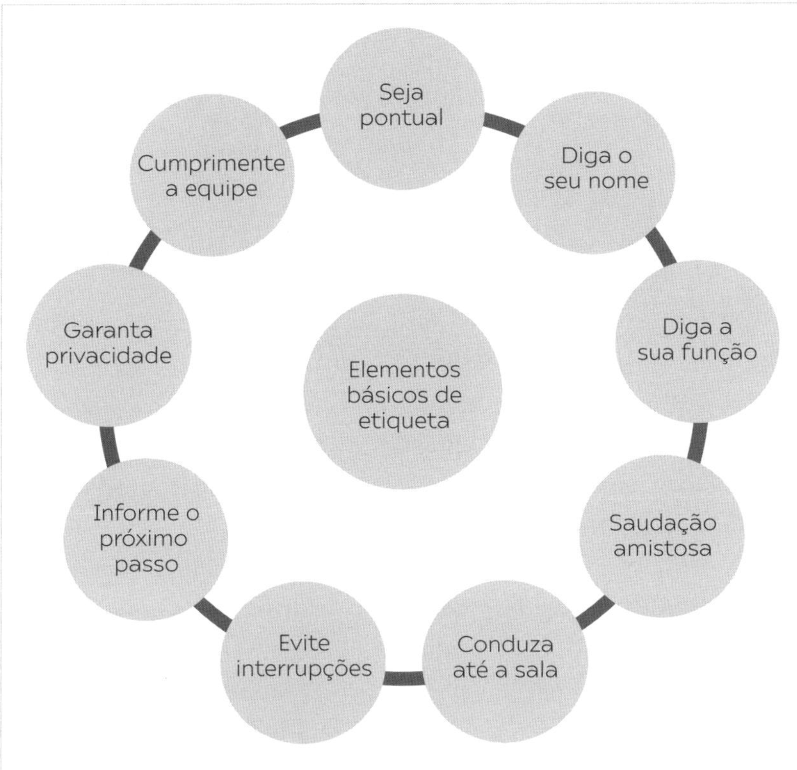
Seja pontual
Diga o seu nome
Diga a sua função
Saudação amistosa
Conduza até a sala
Evite interrupções
Informe o próximo passo
Garanta privacidade
Cumprimente a equipe
Elementos básicos de etiqueta

FIGURA 1 Resumo dos elementos básicos de etiqueta para os profissionais da área de saúde

REFERÊNCIAS BIBLIOGRÁFICAS

1. Adi NPD, Ilyas Y. Systematic review: determinants of patient satisfaction with hospital services. Proceedings of International Conference on Applied Science and Health. 2019;4.
2. Street RL Jr, Makoul G, Arora NK, Epstein RM. How does communication heal? Pathways linking clinician-patient communication to health outcomes. Patient Educ Couns. 2009;74(3):295-301.

3. The Joint Commission: Sentinel Event Root Cause and Trend Data. [acesso em junho de 2008]. Disponível em: http://www.jointcommissionreport.org/performanceresults/sentinel.aspx
4. Strzelecka A, Stachura M, Wójcik T, Kordyzon M, Chmielewski JP, Florek-Łuszczki M, et al. Determinants of primary healthcare patients' dissatisfaction with the quality of provided medical services. Ann Agric Environ Med. 2021;28(1):142-8.
5. Granger K. Healthcare staff must properly introduce themselves to patients. BMJ. 2013;347:f5833.
6. Ospina NS, Phillips KA, Rodriguez-Gutierrez R, Castaneda-Guarderas A, Gionfriddo MR, Branda ME, et al. Eliciting the patient's agenda – secondary analysis of recorded clinical encounters. J Gen Intern Med. 2019;34(1):36-40.
7. Langewitz W, Denz M, Keller A, Kiss A, Ruttimann S, Wossmer B. Spontaneous talking time at start of consultation in outpatient clinic: cohort study. BMJ. 2002;325:682-3.
8. Rabinowitz I, Luzzati R, Tamir A, Reis S. Length of patient's monologue, rate of completion, and relation to other components of the clinical encounter: observational intervention study in primary care. BMJ. 2004;328:501-2.
9. Aeenparast A, Maftoon F, Farzadi F, Yahyazade H. Punctuality of patients and physicians in an outpatient setting: which has a greater effect on waiting time?. Hospital Practices and Research. 2021;6(3):112-5.
10. Gao GG, McCullough JS, Agarwal R, Jha AK. A changing landscape of physician quality reporting: analysis of patients' online ratings of their physicians over a 5-year period. J Med Internet Res. 2012;14(1):e38.

4

Aprimorando a linguagem não verbal

Luiz Antônio Brito Arruda Vasconcelos

"O médico que me atendeu quando da chegada ao hospital apresentou os seguintes pontos: não estava vestido como médico. Tênis sem meias, moletom, calça, jaleco aberto mostrando blusa de marca, ou seja, vestido para balada e não como médico."

Absolutamente tudo em nós comunica. Desde a maneira como escolhemos nossas roupas até os acessórios que utilizamos, cada detalhe em nossa aparência emite mensagens ao mundo ao nosso redor. A forma como nos apresentamos diz muito sobre quem somos e sobre o modo como queremos ser percebidos. A duração e a intensidade do contato visual podem expressar interesse ou distração. Os gestos e as expressões faciais frequentemente transmitem o que as palavras muitas vezes não conseguem, capturando nuances emocionais que enriquecem ou contradizem o conteúdo verbal. Todos esses elementos não verbais compõem parte essencial para que a comunicação se dê de forma adequada.

A postura e a orientação corporal habitualmente dão pistas valiosas sobre a mensagem transmitida. Uma postura ereta e aberta pode revelar segurança e assertividade, enquanto uma postura curvada e fechada pode revelar desinteresse e insegurança. Por outro lado, a inclinação do corpo em direção ao interlocutor pode sinalizar o nível de envolvimento e conforto na interação.

Do mesmo modo, o tom de voz desempenha um papel crítico na comunicação. Uma voz firme e clara pode transmitir segurança e autoridade, enquanto um tom vacilante pode denotar insegurança ou nervosismo. Os parágrafos a seguir trazem evidências que comprovam a importância dos componentes não verbais da linguagem para que se estabeleça uma comunicação clínica adequada.

A ANÁLISE DAS EXPRESSÕES FACIAIS

O professor emérito de psicologia da Universidade da Califórnia, Albert Mehrabian, foi um dos responsáveis por reconhecer a importância da linguagem não verbal. Já em 1971, em seu livro *Silent messages*, ele expõe a teoria 7-38-55, em que estima que 7% de uma comunicação efetiva se devem ao conteúdo das palavras propriamente ditas, 38% ao tom de voz empregado e 55% à linguagem corporal **(Figura 1)**. Embora ainda sejam alvo de debate e controvérsia hoje em dia, seus estudos deixam clara a importância dos elementos não verbais para a mensagem que se deseja passar.

De acordo com Mehrabian, quando há inconsistências entre o que é dito e as expressões não verbais, os elementos não verbais são utilizados de forma preponderante para a obtenção da visão primordial da mensagem. Por exemplo, se uma pessoa fala com você gritando e com a expressão facial tensa, mas afirmando que está tudo muito bem, a tendência é que você entenda que provavelmente ela não esteja bem.

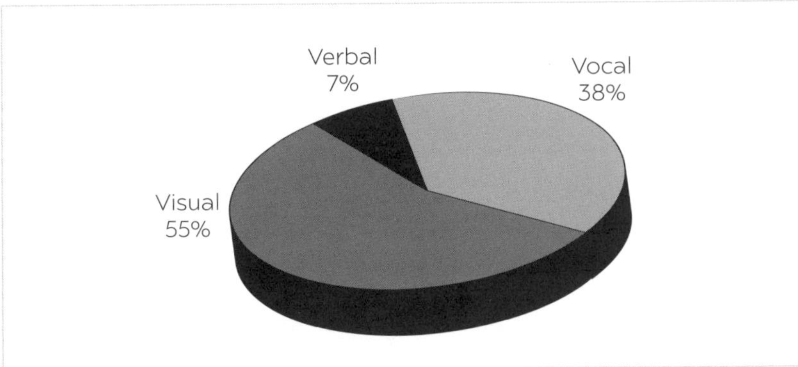

FIGURA 1 Contribuição dos diferentes elementos da linguagem para a comunicação efetiva

Quando se fala sobre aprimorar a linguagem não verbal, um aspecto importante é prestar atenção nos detalhes, e, nesse sentido, estar atento às expressões faciais é fundamental. De acordo com muitos estudiosos, a observação da face constitui a melhor janela para o acesso às emoções experimentadas pelo seu interlocutor.

As microexpressões faciais, contrações inconscientes e involuntárias dos músculos faciais que ocorrem em menos de meio segundo (por vezes 1/25 de segundo), revelam muitas vezes o que a pessoa está sentindo, independentemente do que está verbalizando[1].

De acordo com o psicólogo americano Paul Ekman, um dos maiores especialistas na análise das emoções e expressões humanas, a chave para a adequada compreensão de uma mensagem está nas expressões faciais. Elas sofrem pouca influência cultural e dificilmente podem ser dissimuladas, ao contrário da linguagem verbal e dos gestos[2].

Essa observação, entretanto, não é algo recente. Treze anos após o lançamento da sua obra sobre a origem das espécies, Charles Darwin publicou *A expressão das emoções no homem e nos animais* (1872), na qual ele afirma que a expressão facial das emoções tem origem biológica e universal, e algumas dessas expressões compartilhamos até mesmo com animais como cães e macacos[3].

O CONTATO VISUAL

O estabelecimento do contato visual é um dos mecanismos primordiais para o estabelecimento de vínculo em uma relação entre o profissional de saúde e o paciente. Em um estudo que avaliou o julgamento do paciente diante da comunicação não verbal de médicos[4], 86,1% afirmaram que o contato visual é uma importante forma de o médico expressar interesse pelo paciente. Além disso, o modo como esse contato é estabelecido também foi avaliado: 54,1% dos entrevistados relataram que preferem contatos visuais breves e regulares, enquanto 36,7% consideraram contatos visuais prolongados e fixos desconfortáveis.

De acordo com estudiosos na área, seriam recomendados contatos visuais com duração entre 4 e 5 segundos, intervalados, e que se mostrem naturais e confortáveis para médico e paciente. Outra regra que pode ser utilizada é a dos 50/70, que sugere que o contato visual seja estabelecido por 50% do tempo enquanto você estiver falando e por 70% do tempo enquanto estiver ouvindo alguém. Outro ponto que merece atenção é que, na maioria das situações, tentar manter o olhar no mesmo nível de altura que o seu interlocutor parece ser mais adequado.

Além de ser uma forma de expressar empatia e interesse genuíno no relato do paciente, estudos apontam que o contato visual *per se* é capaz de influenciar uma ampla variedade de processos cognitivo-comportamentais[5]. A maioria desses impactos são positivos e constituem, inclusive, ferramentas para fins terapêuticos.

A PROXÊMICA

"Acho que, de forma geral, fui bem atendida. Porém, gostaria de pontuar uma questão sensível que não me pareceu adequada em relação à conduta médica. Não creio que se tratou de uma atitude de assédio, mas acredito que o médico deve ser orientado em relação à interação que ele tem com as pacientes mulheres. Digo isso pois acho que um aperto de mão, um leve toque no ombro são atos simples e que podem confortar a paciente em um momento de doença, hospital etc. No meu caso, o médico foi cordial, simpático, porém quando se despediu ou saiu da sala tocou no meu joelho, e isso aconteceu três vezes. Numa meu marido estava comigo e não achou adequado. Nas outras duas eu estava sozinha, e me senti desconfortável com a situação. Vejam, não estou dizendo que foi assédio, pois isso é muito grave e sério, mas acredito que devem existir alguns limites nesse espaçamento entre médico e paciente."

Essa queixa real remete a um campo de estudo da comunicação não verbal denominado proxêmica, referente ao estudo das distâncias físicas que os indivíduos estabelecem entre si quando interagem socialmente, em outras palavras, como usamos nosso espaço pessoal em determinado meio social **(Figura 2)**[6].

Em artigo publicado por Khan e colaboradores, que avaliou as percepções e atitudes de pacientes frente ao comportamento não verbal dos médicos durante a consulta, 75,8% dos 120 participantes disseram que aceitariam levar toques no ombro, 38,3% na parte superior das costas e 14,2% nas mãos; porém, 59,1% não gostariam de ser tocados em nenhum dos joelhos **(Figura 3)**. Se fossem tocados no ombro, 35,8% considerariam isso um gesto de conforto e 24,1% o considerariam respeito, seguido por 21,6% como um gesto terapêutico e 19,1% como forma de aumentar a compreensão mútua[4].

Em estudo publicado no *British Medical Journal* por Iyer e colaboradores, foi avaliado o efeito da posição da poltrona em um leito

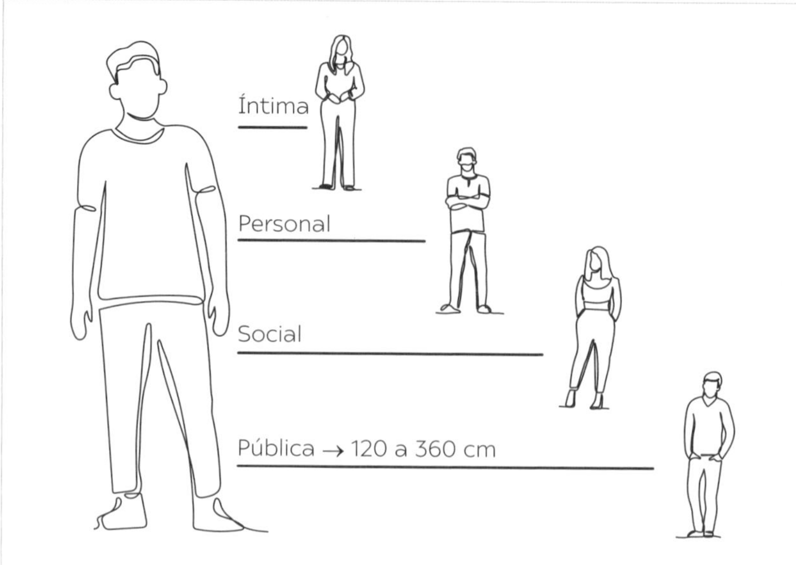

FIGURA 2 De acordo com a proxêmica, diferentes distâncias tendem a ser respeitadas pelos indivíduos nos diferentes tipos de convívio social

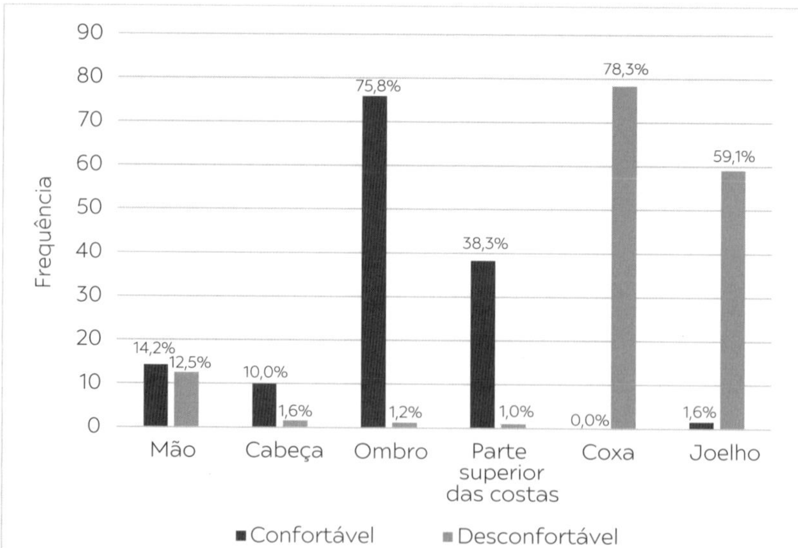

FIGURA 3 Nível de conforto e desconforto relatados pelos pacientes se fossem tocados em diferentes partes do corpo

de internação sobre o comportamento dos médicos e a satisfação dos pacientes[7]. Foram avaliados dois tipos de configuração de sala: A) com a poltrona ao lado do leito do paciente **(Figura 4)**; B) com a poltrona mais afastada **(Figura 5)**.

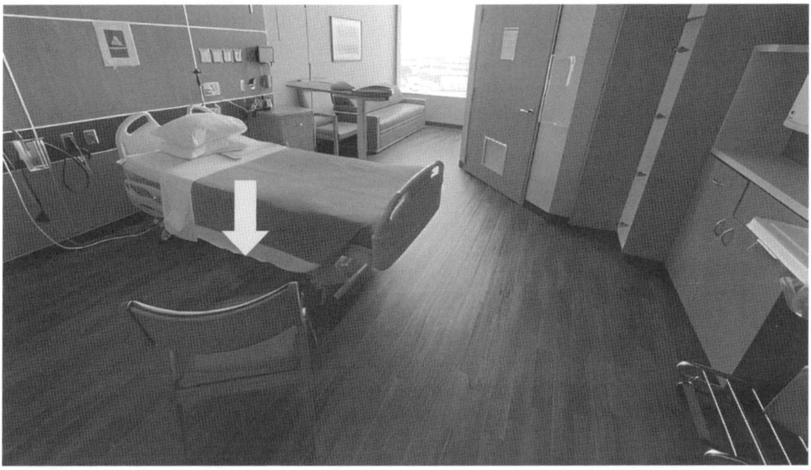

FIGURA 4 Configuração A: poltrona ao lado do leito do paciente

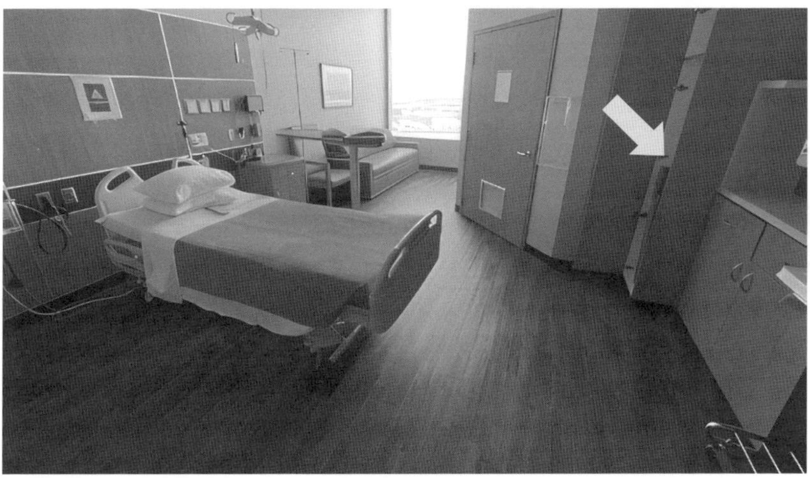

FIGURA 5 Configuração B: poltrona distante do leito do paciente

Na configuração A, 38 dos 60 médicos que foram avaliar o paciente se sentaram, enquanto na configuração B apenas 5 dos 65 médicos o fizeram ($p < 0,001$). Embora o tempo médio de consulta tenha sido exatamente o mesmo nos dois grupos (10,6 minutos), o nível de satisfação aferido por uma escala específica foi 3,9% maior no grupo com a configuração A.

O TOM DE VOZ

Atentar-se ao tom de voz não só melhora a eficácia da comunicação, como também contribui para a qualidade do atendimento e o bem-estar emocional dos pacientes. A escolha de um tom de voz apropriado pode influenciar significativamente a experiência de cuidado.

A importância desse elemento não verbal é muito bem demonstrada em um interessante estudo realizado por Ambady e colaboradores[8]. Nele, dois clipes de 10 segundos do minuto inicial e final de atendimentos reais realizados por cirurgiões eram apresentados para voluntários. Em alguns deles, os voluntários estavam "cegos" para o conteúdo, apenas ouviam o volume, a entonação e o ritmo da fala. Independentemente do conteúdo de suas falas, os cirurgiões com maior dominância e menor preocupação em seus tons de voz foram corretamente identificados pelos voluntários como os cirurgiões com reclamações anteriores em comparação com aqueles que não tiveram reclamações.

A VESTIMENTA

A vestimenta na Medicina é um componente essencial que vai além da simples aparência; ela envolve conceitos de profissionalismo, higiene, segurança e comunicação não verbal. A escolha adequada de roupas influencia a confiança no médico e a sua credibilidade, podendo ter impacto na satisfação do paciente.

Um estudo realizado em 10 hospitais acadêmicos nos Estados Unidos[9], que incluiu 4.062 pacientes, avaliou as suas preferências com relação às vestimentas utilizadas pelos médicos. Os pacientes avaliaram sete diferentes estilos **(Figura 6)**: casual, casual com jaleco, roupa privativa, roupa privativa com jaleco, formal, formal com jaleco e terno. Para cada estilo o paciente atribuía uma nota de um a 10 em cada um dos critérios a seguir: quanto de conhecimento esse médico transmite, o nível de confiança, quão cuidadoso ele parece ser, quão acessível e quanto eu me sentiria confortável com esse profissional **(Figura 7)**.

Os entrevistados classificaram o traje formal com jaleco branco como a forma de vestimenta preferida em comparação com outras formas de traje para modelos médicos masculinos e femininos, com uma pontuação composta média de 8,1 ($p < 0,001$).

Interessante notar que esse mesmo padrão de preferência dos pacientes é notado em outros países do mundo, como demonstrado no estudo publicado por Houchens e colaboradores com pacientes em 20 hospitais dos Estados Unidos, da Itália, da Suíça e do Japão **(Figura 8)**[9].

CONCLUSÕES

Estar atento aos diferentes elementos da linguagem não verbal é um diferencial valioso para um profissional de saúde. Observar as expressões faciais de um paciente durante a consulta pode trazer pistas importantes sobre demandas muitas vezes não reveladas em um primeiro momento. Por outro lado, é preciso estar atento às

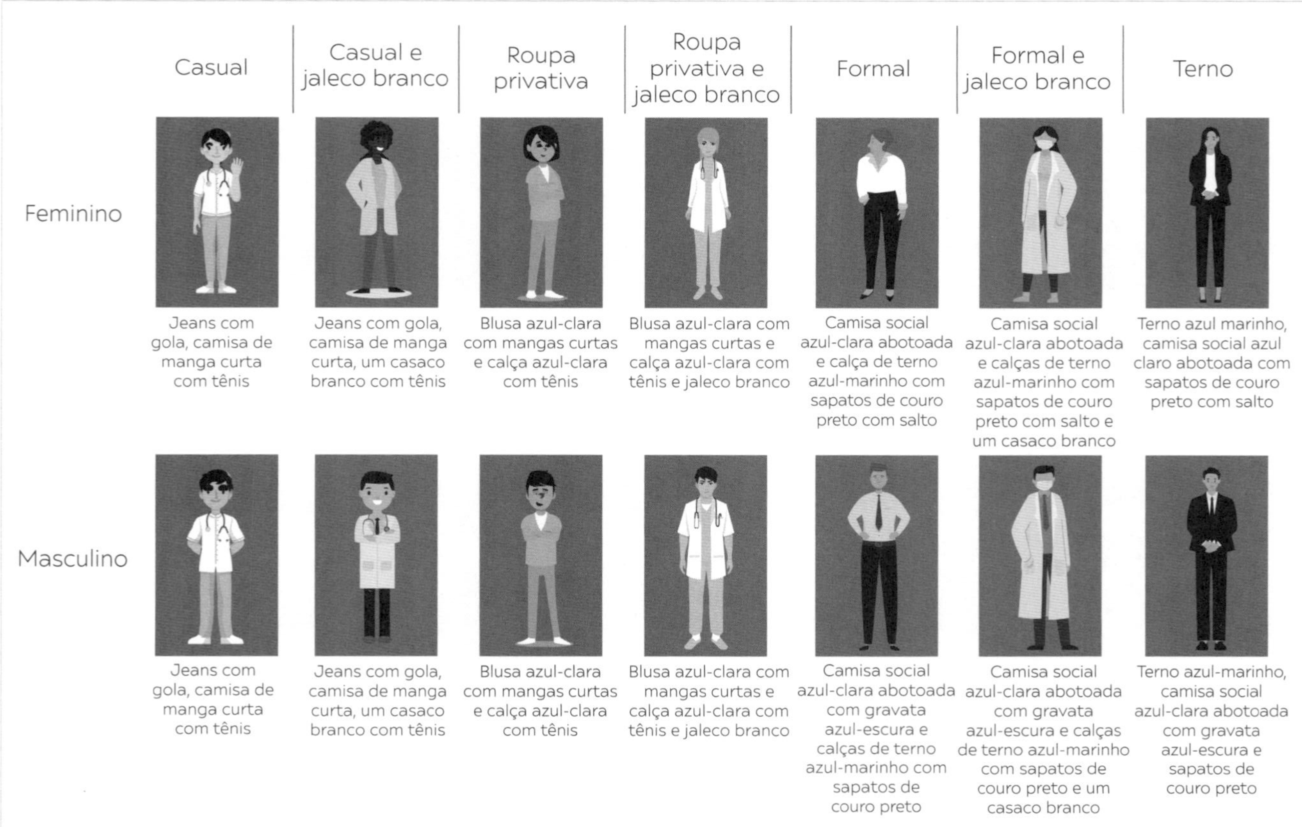

FIGURA 6 Os sete tipos de vestimentas avaliados pelos pacientes

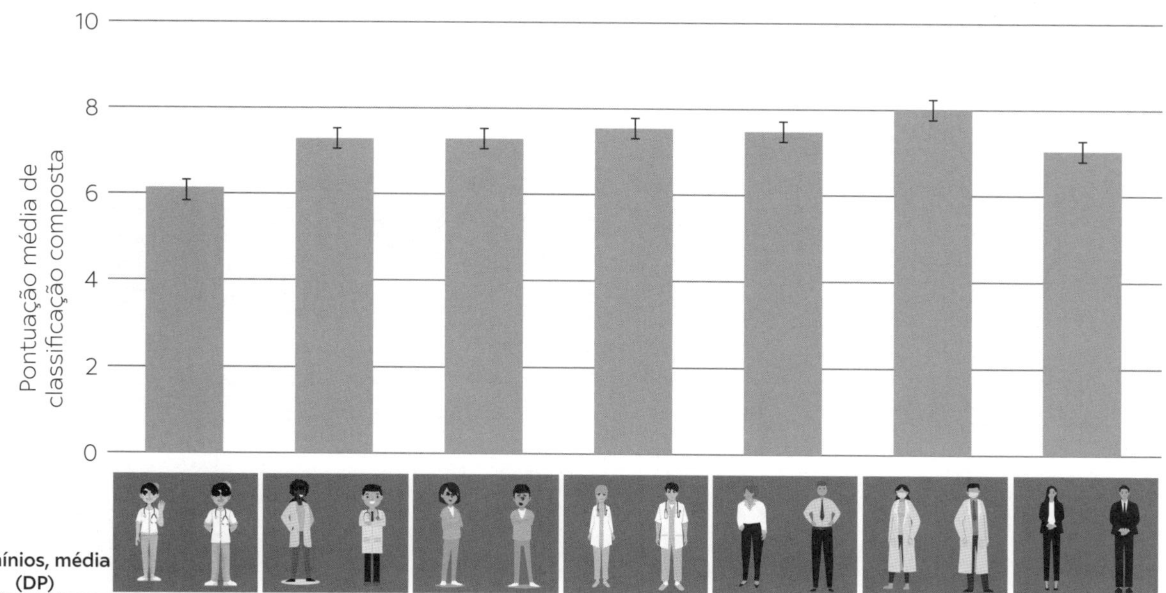

Domínios, média (DP)							
Conhecedor	5,4 (2,8)	7,0 (2,3)	6,9 (2,3)	7,4 (2,1)	7,4 (2,1)	8,2 (1,9)	7,3 (2,2)
Confiável	6,0 (2,7)	7,3 (2,2)	7,2 (2,3)	7,5 (2,1)	7,5 (2,1)	8,1 (1,9)	7,2 (2,3)
Cuidadoso	6,4 (2,6)	7,4 (2,2)	7,5 (2,2)	7,5 (2,1)	7,5 (2,1)	8,0 (2,0)	6,9 (2,4)
Acessível	6,7 (2,6)	7,7 (2,1)	7,6 (2,1)	7,7 (2,1)	7,7 (2,1)	8,0 (2,0)	7,0 (2,4)
Confortável	6,3 (2,8)	7,5 (2,3)	7,5 (2,3)	7,6 (2,1)	7,5 (2,2)	8,0 (2,0)	6,9 (2,5)

FIGURA 7 Notas atribuídas pelos pacientes para cada um dos critérios de avaliação das diferentes vestimentas

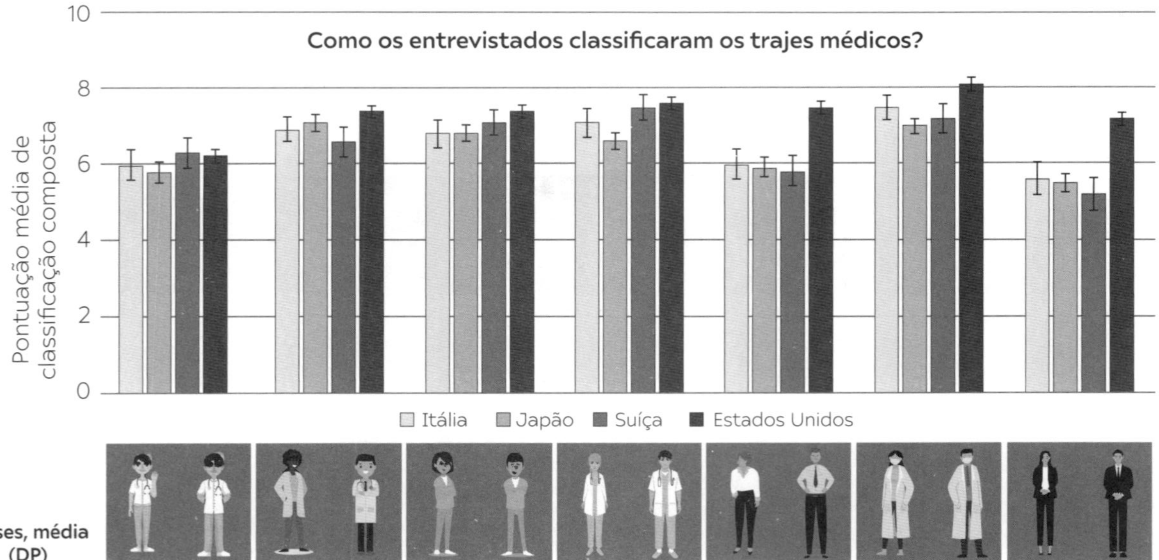

Países, média (DP)							
Itália	6,0 (2,3)	6,9 (1,8)	6,8 (2,1)	7,1 (2,0)	6,0 (2,2)	7,5 (1,8)	5,6 (2,4)
Japão	5,8 (2,2)	7,1 (1,8)	6,8 (1,8)	6,6 (1,8)	5,9 (2,1)	7,0 (1,6)	5,5 (2,1)
Suíça	6,3 (2,2)	6,6 (2,3)	7,1 (1,7)	7,5 (1,7)	5,8 (2,3)	7,2 (1,9)	5,2 (2,2)
Estados Unidos	6,2 (2,5)	7,4 (2,0)	7,4 (2,0)	7,6 (2,0)	7,5 (2,0)	8,1 (1,8)	7,2 (2,2)

FIGURA 8 Preferências dos pacientes com relação às vestimentas do médico em diferentes países

suas expressões faciais durante a entrevista, pois elas também estão o tempo todo sendo percebidas e avaliadas pelo seu interlocutor.

Estabelecer contato visual de forma apropriada e compreender que o modo como nos vestimos, a maneira como ocupamos o espaço, os gestos, o tom de voz empregado também comunicam uma mensagem; são ferramentas fundamentais para que a comunicação se efetive da forma mais eficaz possível.

REFERÊNCIAS BIBLIOGRÁFICAS

1. Ben X, Ren Y, Zhang J, Wang SJ, Kpalma K, Meng W, et al. Video-based facial micro-expression analysis: a survey of datasets, features and algorithms. IEEE Trans Pattern Anal Mach Intell. 2021.
2. Ekman P. Darwin's contributions to our understanding of emotional expressions. Philos Trans R Soc Lond B Biol Sci. 2009;364(1535):3449-51.
3. Darwin C. A expressão das emoções no homem e nos animais. São Paulo: Companhia das Letras; 2009.
4. Khan FH, Hanif R, Tabassum R, Qidwai W, Nanji K. Patient attitudes towards physician nonverbal behaviors during consultancy: result from a developing country. ISRN Family Med. 2014;2014:473654.
5. Baltazar M, Conty L. Les effets du contact par le regard : un enjeu thérapeutique ? [Eye contact effects: A therapeutic issue?]. Encephale. 2016;42(6):547-52. French.
6. McCall C. Mapping social interactions: the science of proxemics. Curr Top Behav Neurosci. 2017;30:295-308.
7. Iyer R, Park D, Kim J, Newman C, Young A, Sumarsono A. Effect of chair placement on physicians' behavior and patients' satisfaction: randomized deception trial. BMJ. 2023;383:e076309.

8. Ambady N, Laplante D, Nguyen T, Rosenthal R, Chaumeton N, Levinson W. Surgeons' tone of voice: a clue to malpractice history. Surgery. 2002;132(1):5-9.
9. Houchens N, Saint S, Petrilli C, Kuhn L, Ratz D, De Lott L, et al. International patient preferences for physician attire: results from cross-sectional studies in four countries across three continents. BMJ Open. 2022;12(10):e061092.

5

Escuta ativa

Luiz Antônio Brito Arruda Vasconcelos
João Domingos Montoni da Silva

> "Sempre vejo anunciados cursos de oratória. Nunca vi anunciado curso de escutatória. Todo mundo quer aprender a falar. Ninguém quer aprender a ouvir. Pensei em oferecer um curso de escutatória. Mas acho que ninguém vai se matricular. Escutar é complicado e sutil."
>
> Rubem Alves

Como escreveu Rubem Alves, escutar é complicado e sutil. Ao contrário do que a maioria das pessoas pensa, escutar genuinamente alguém é uma habilidade que requer aprendizado e prática.

Na escuta corriqueira praticada em diálogos quotidianos, enquanto o interlocutor nos fala, estamos todo o tempo buscando mentalmente qual será a nossa resposta, refletindo se concordamos ou discordamos do que é exposto, traçando paralelos em experiências próprias anteriores. Em outras palavras, nesse caso o foco está em si mesmo.

Quando exercemos a escuta ativa, o foco se move para a outra pessoa. Procuramos compreender o mundo a partir da perspectiva do outro, o que está longe de ser uma tarefa fácil. O tempo todo a mente humana é naturalmente invadida por um turbilhão de pensamentos e distrações, o que dificulta a presença verdadeira. Uma forma de favorecer esse processo é aprender a ouvir a si mesmo. Alguns momentos de atenção interior, observando o que está ocorrendo com os seus sentimentos e emoções, são capazes de reduzir o ruído e favorecer esse processo.

A escuta genuína é um elemento-chave para o estabelecimento de relações humanas em que vínculos seguros são estabelecidos. Ela permite ouvir além das palavras que são ditas. Através dela, é possível captar emoções, sentimentos, necessidades e mensagens subliminares que muitas vezes o próprio interlocutor não tem consciência plena que possui.

A escuta ativa é uma técnica de comunicação bastante utilizada como ferramenta de mediação e das mais importantes no relacionamento pessoal e profissional. Pode-se conceituá-la como a capacidade do indivíduo de ouvir e compreender algo que tenta ser transmitido por alguém, de forma estruturada a demonstrar interesse verdadeiro, para que os interlocutores possam se conectar e gerar entendimento e harmonia no que está sendo transmitido. O ouvinte se apresenta com todos os sentidos em alerta e, além de ouvir, exibe expressões faciais totalmente abertas ao diálogo, com interesse genuíno no outro. A escuta ativa é a melhor forma de tornar os diálogos mais eficientes.

Com base em todos esses pressupostos, é intuitivo imaginar que ouvir é uma habilidade que os profissionais de saúde precisam dominar com maestria. Se, por um lado, a capacidade de comunicação era considerada uma *soft skill* e hoje é considerada um elemento essencial e básico, a escuta cada vez mais é valorizada como pedra fundamental nesse processo. Como já afirmou no passado o reconhecido pai da Medicina contemporânea, Sir William Osler, "ouça o paciente, ele está lhe contando o diagnóstico". Afinal, como está a nossa preparação para esses desafios?

Em uma pesquisa realizada pelo Medscape[1], 89% dos mais de 1.000 enfermeiros entrevistados e 87% dos 172 médicos entrevistados classificaram as suas próprias habilidades de escuta como elevadas. Mas será que esses números correspondem aos fatos?

Ospina e colaboradores, em estudo publicado no *Journal of General Internal Medicine*[2], demonstraram que a realidade é bem diferente da percepção dos profissionais de saúde em relação às suas próprias habilidades. O estudo avaliou 112 entrevistas de saúde gravadas e observou que em apenas 36% delas o paciente era questionado sobre as razões que o motivaram a procurar ajuda. Outro aspecto que chamou a atenção foi que, em 70% das entrevistas, o profissional interrompeu o paciente em média 11 segundos após iniciar a sua fala.

A mesma entrevista do Medscape[1] convidou os profissionais de saúde a apontar quais seriam as estratégias capazes de promover melhora das habilidades de escuta. Entre os médicos, 50% disseram que seria dedicar mais tempo às consultas, 40% através de um aumento do foco na capacidade de ouvir e 34% consideraram que isso poderia ocorrer com a realização de um treinamento sobre comunicação. Entre os enfermeiros, 51% relataram o aumento do foco na capacidade de ouvir, 38% através da redução do registro eletrônico em prontuários durante os atendimentos e 37% apontaram tempos mais longos com os pacientes.

Buffington e colaboradores, no artigo *The Art of Listening*[3], advogam que os pressupostos básicos para um profissional de saúde tornar-se melhor ouvinte são o desejo intrínseco de aperfeiçoar essa habilidade e a abordagem intencional e consciente do processo de escuta. Eles propõem cinco formas que podem ser utilizadas para aprimorar essa arte:

1. **Escuta com curiosidade**: médicos são treinados para categorizar características de pacientes desde os momentos iniciais da consulta: homem/mulher, criança/idoso, magro/obeso etc. Também são categorizados diagnósticos: indivíduos com diabetes, câncer, doença renal, insuficiência cardíaca. Em cada situação, um roteiro preestabelecido de perguntas é assumido como suficiente para aquela situação partindo-se do preconceito de que se conhecem as características daquela pessoa em particular, a partir do universo em que foi categorizada.

Uma boa estratégia para quebrar esse ciclo e enxergar a pessoa além do seu diagnóstico é utilizar perguntas estreitamente relacionadas à sua individualidade, como: "Conte como a sua vida tem mudado desde o seu diagnóstico...", ou "Qual tem sido a parte mais difícil de lidar em seu tratamento?". Nesse sentido, cabe citar novamente a sabedoria de Sir Willian Osler: "O bom médico trata a doença. O grande médico trata o paciente que tem a doença".

2. **Escuta reflexiva:** a questão central nesse caso é auxiliar o paciente a encontrar as suas próprias perspectivas em relação a determinadas situações. É muito utilizada para estabelecer vínculo, permitir à pessoa sentir-se ouvida e na checagem da compreensão de instruções, além de proporcionar um melhor entendimento do indivíduo sobre os próprios pensamentos de acordo com as experiências relatadas.

Repetição: repetir uma parte fundamental da afirmação do paciente:

Paciente: "Tenho sentido uma fraqueza generalizada desde que..."

Médico: "Essa fraqueza generalizada..."

Parafraseando: mudanças sutis no próprio discurso do paciente.

Paciente: "Só não entendo, num minuto ela manda eu tomar aquele remédio, no outro manda parar o remédio".

Médico: "As instruções foram realmente confusas."

Resumindo: recapitulando de maneira breve as declarações do paciente.

Médico: "Deixe-me ver se compreendi corretamente..."

3. **Escuta empática:** envolve a aceitação incondicional da experiência emocional do outro, sem julgamentos, e a demonstração de que se está verdadeiramente presente e se importa. Estudos indicam que uma escuta empática *per se* é capaz de promover mudança de hábitos em pacientes[4].

A técnica, nesse caso, envolve o uso de frases que refletem a compreensão ou nomeiam emoções e sensações. Exemplos que demonstram escuta empática incluem:

"Eu respeito o quão difícil isso tem sido para você."

"Você parece sobrecarregado por ter de tomar tantos medicamentos."

"Parece que você está se sentindo infeliz com toda essa situação..."

A técnica também pode envolver o uso de elementos não verbais apropriados, como um leve toque no ombro caso a situação seja adequada, um sorriso ou mesmo o contato visual.

4. **Escuta para as discrepâncias:** em diversas ocasiões o paciente irá explicitar o desejo de bons hábitos de saúde, no entanto sem correspondência com atos praticados em sua rotina. Por exemplo, o desejo de manter uma forma saudável enquanto se alimenta de maneira inapropriada. Tais discrepâncias no discurso do indivíduo merecem ser observadas e, se pontuadas apropriadamente, são capazes de promover mudanças comportamentais.

Ao comentar sobre tais discrepâncias, é muito importante utilizar a palavra "e" em vez de "mas", com o objetivo de conscientizar a pessoa de que ambas as situações são importantes e permitir que ela pense de forma simultânea sobre elas. Um exemplo do uso dessa técnica seria:

"Você me contou que ter uma alimentação saudável é algo que realmente importa para você porque você quer controlar o seu diabetes e a sua pressão arterial, além de sentir-se bem e disposta para os seus filhos, **e**, ao mesmo tempo, você me disse que está realmente desencorajada porque tentou várias vezes comer de forma mais saudável e não teve sucesso. O que você tem pensado sobre isso?"

5. **Escuta em silêncio:** o silêncio é valioso, e a capacidade de tolerá-lo é um componente essencial de uma escuta genuína. Ele permite espaço para os pensamentos se acomodarem e as ideias tomarem forma. O silêncio em si também transmite ao paciente a sensação de que ele tem o tempo de que precisa para compartilhar as suas informações.

Uma técnica que pode ser utilizada é a contagem mental de 10 segundos, até passar para a próxima pergunta. Habitualmente, comentários valiosos serão feitos pelos pacientes em torno do nono segundo[3] de pausa. A seguir, algumas dicas práticas de como se preparar e treinar para uma escuta genuína:

- Evitar distrações, como atender o celular durante as conversas, traçar comentários fora de contexto, aguardar a hora certa de se colocar na conversa sem atrapalhar o que o outro está tentando passar.
- Ter empatia, colocar-se no lugar do outro para tentar entender seus sentimentos, suas necessidades e valores, no exato momento da conversa.
- Demonstrar interesse genuíno pelo que a pessoa tem a dizer, ouvindo e fazendo contato visual. Isso permitirá que ela transmita verdadeiramente o que está sentindo. Nunca ficar olhando para baixo ou com o olhar perdido; sempre

que possível, olhar no olho ou nos lábios, acompanhando o que está sendo falado. Nesse caso, use o contato visual como ferramenta.

- Ter foco para compreender corretamente a mensagem. Se perceber que a pessoa está nervosa, passe confiança e diga: "Calma, eu estou aqui para ajudar". Se o interlocutor é uma criança ou alguém com algum tipo de necessidade especial, comece tocando seus pés e/ou suas mãos. Isso passa confiança no interesse pela ajuda. Se no início de uma conversa você focar em ouvir, dificilmente as informações serão perdidas. Isso garante maior conexão.
- Fazer perguntas dentro do contexto da conversa, pois isso irá demonstrar que a mensagem transmitida foi bem interpretada, além de selar uma conexão bem-sucedida com seu interlocutor. As perguntas possibilitam um maior engajamento da pessoa que está sendo ouvida, pois ela irá sentir que o que está compartilhando é do seu interesse. Fazer perguntas como "Por que você acha que isso ocorre?" ou "O que levou você a fazer...?".
- Utilizar a linguagem corporal, a comunicação não verbal ou a linguagem através do corpo para demonstrar o verdadeiro interesse na pessoa com quem você está conversando e no seu problema. Dessa maneira, dar atenção para sua linguagem corporal, sua postura, seus gestos, seu modo de falar e tom de voz permitirá demonstrar o interesse em uma conversa e se conectar com a outra pessoa de forma muito mais harmônica.

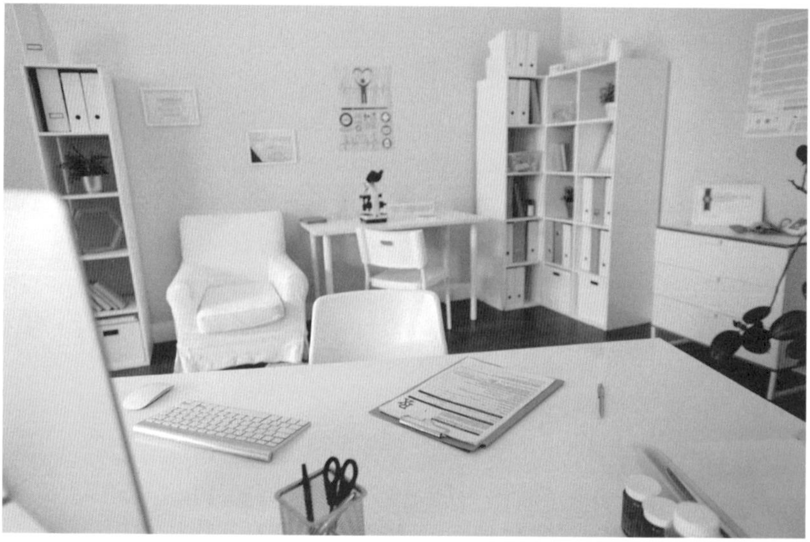

CONCLUSÕES

Saber ouvir genuinamente é o primeiro passo para uma comunicação eficaz. A demonstração de interesse e respeito pelo que a pessoa tem a compartilhar é a primeira etapa para fecharmos mais desfechos positivos em termos de diagnósticos, condutas assertivas, levando a melhores resultados e clientes ainda mais satisfeitos[5,6].

Quando as pessoas se sentem ouvidas, elas tendem a dar mais valor a uma conversa e ficam abertas para o que a outra pessoa tem a dizer/propor. Comunicar é colocar todos os sentidos em alerta e à disposição do seu interlocutor[7].

No cuidado integrado na área da saúde, é fundamental compreender a subjetividade humana, não diminuindo uma parte ou o todo a objetos. Respeitar a união do avanço tecnológico e o avanço da lucratividade com o atendimento humanizado é hoje o maior desafio das empresas de saúde. As coisas têm de estar conectadas entre si, ainda mais com as pessoas. Dessa maneira, cuidar do outro implica zelar pelo diálogo para que exista uma aliança que promova desempenho e humanização[8].

A escuta ativa terapêutica pode traduzir uma atitude ou até mesmo uma demanda à aquisição de competências de comunicação com intenção terapêutica. Para torná-la efetiva no dia a dia das instituições, é importante, antes de qualquer obrigatoriedade, consolidar o ambiente de trabalho e torná-lo positivo para o cuidado. A implementação só é possível através do uso consciente da empatia, da escuta ativa, da bondade, do respeito mútuo e da efetiva comunicação em sintonia com as demandas dos clientes[9].

A escuta ativa deve ser compreendida não só pelo ato de ouvir, mas também como ferramenta de produção de sentidos que possibilite a diminuição da dor ou do desconforto. Importante destacar que a escuta ativa contribui para o protagonismo do indivíduo durante o seu cuidado, à medida que representa para ele a possibilidade de falar e expor seus sentimentos, emoções e subjetividades.

Ouvir pode ser contagioso e gerar uma verdadeira reação em cadeia. O indivíduo que é ouvido de maneira genuína tende a ser naturalmente inspirado a praticar o mesmo com seus interlocutores. Se escutar, assim como ler, nos fosse ensinado desde a infância, provavelmente os conflitos nos relacionamentos humanos seriam reduzidos em todos os níveis.

REFERÊNCIAS BIBLIOGRÁFICAS

1. How important is patient communication? Medscape. 2018. [acesso em março de 2025]. Disponível em: https://www.medscape.com/viewarticle/900741
2. Singh Ospina N, Phillips KA, Rodriguez-Gutierrez R, Castaneda-Guarderas A, Gionfriddo MR, Branda ME, et al. Eliciting the pa-

tient's agenda – secondary analysis of recorded clinical encounters. J Gen Intern Med. 2019;34(1):36-40.

3. Buffington A, Wenner P, Brandenburg D, Berge J, Sherman M, Danner C. The art of listening. Minn Med. 2016;99(6):46-8.
4. Miller WR, Rose GS. Toward a theory of motivational interviewing. Am Psychol. 2009;64(6):527-37.
5. Alvarenga M, Figueiredo M, Timerman F, Antonaccio C, organizadores. Nutrição comportamental. Barueri: Manole; 2015.
6. American Psychiatric Association. Manual diagnóstico e estatístico de transtornos mentais. DSM-5. 5. ed. Porto Alegre: Artmed; 2023.
7. Arruda C, Silva DMGV. Acolhimento e vínculo na humanização do cuidado de enfermagem às pessoas com diabetes mellitus. Rev Bras Enferm. 2012;65(5):758-66.
8. Azevedo AL, Araújo STC, Pessoa Júnior JM, Silva J, Santos BTU, Bastos SSF. A comunicação do estudante de enfermagem na escuta de pacientes em hospital psiquiátrico. Esc Anna Nery. 2016;21(3):e20160325.
9. Mesquita AC, Carvalho EC. A escuta terapêutica como estratégia de intervenção em saúde: uma revisão integrativa. Rev Esc Enferm USP. 2014;48(6):1127-36.

6

Desvendando a expectativa do paciente

Tarso Augusto Duenhas Accorsi

"Insatisfeito e indignado com a postura do médico que me atendeu. Minha queixa de mal-estar intestinal era colocada em segundo plano, dado que o jovem médico insistia em seguir o protocolo de covid-19. Repetidamente, informei a ele que a minha queixa era de ter comido algum alimento que me fez mal e resultou em diarreia e febre. A minha queixa era de problema intestinal, e a resposta que ele me deu é que eu deveria observar nos próximos dias o avanço do meu desajuste intestinal. Não queria me passar nenhuma medicação. Ora, se fosse há dois anos, quando não existia covid-19, vocês me mandariam para casa para observar se eu teria diarreia nos próximos dias ou me medicariam? A minha indignação se elevou ainda mais quando o jovem aprendiz a médico disse: 'Se vocês quiserem, chamo outra pessoa para lhe atender'. E depois completou: 'Se você quiser, eu te dou medicação'. Pelo amor de Deus. Acho que não preciso me alongar mais."

INTRODUÇÃO

A educação médica é fortemente centrada em aspectos anatômicos, fisiopatológicos, clínicos, além de fluxo diagnóstico e terapêutico. Apesar de a relação médico-paciente ser abordada desde os princípios da formação médica, o cuidado focado no paciente, e não na doença, é predominantemente teórico em grande parte dos cenários de assistência à saúde, principalmente em unidades de emergência.

A Medicina é uma ciência artística: de nada adianta excelência técnica se ela não é aplicada corretamente no ser humano, em toda a sua dimensão. Assim como o sistema biológico humano é extremamente complexo, os pacientes são também extremamente heterogêneos em comportamento. O mesmo cuidado que a equipe médica tem com detalhes inerentes a doenças deve ter com comunicação com paciente, responsáveis e acompanhantes. É de esperar diferentes reações entre os pacientes, frente a uma mesma situação. Frequentemente o paciente, ou responsável, tem ideias diferentes daquela proposta pela equipe médica, e, caso isso não seja adequadamente abordado, há uma situação de insatisfação que colabora para um ciclo negativo no processo de tratamento. Portanto, alinhar as melhores práticas atuais e abordar as expectativas do paciente é a melhor estratégia para a boa relação médico-paciente, adequação das estratégias diagnósticas e terapêuticas, com satisfação do paciente, acompanhantes e equipe médica. Há uma clara evidência científica embasando que, quando há a disponibilização pela equipe médica de várias estratégias terapêuticas para determinado problema, há melhor prognóstico quando se opta por aquela alinhada com as preferências pessoais do paciente[1]. Também há série de estudos que demonstraram que a insatisfação do paciente para com a equipe médica, mesmo quando há alinhamento das condutas com diretrizes atuais, está associada a pior prognóstico de diversas situações[2].

É fundamental usar algumas estratégias de comunicação para abordar a expectativa do paciente. Este capítulo tem como objetivo auxiliar o profissional de saúde, principalmente da equipe médica, atuando em unidades de emergência a desvendar a expectativa do paciente diante do atendimento atual.

PRINCIPAIS EVIDÊNCIAS CIENTÍFICAS ATUAIS

Diversos estudos analisaram fatores relacionados à expectativa do paciente diante do atendimento em pronto-socorro. A maioria das evidências foi formada por respostas a questionários e encontrou, como principais expectativas: baixo tempo de espera para atendimento[1] e estadia na unidade de saúde, possibilidade de comunicação em idioma conhecido[3] (principalmente para estrangeiros), agilidade nos fluxos hospitalares e receber explicações sobre o diagnóstico e tratamento.

Tempo de espera

A superlotação em prontos-socorros é um fenômeno mundial, tem múltiplas justificativas e está associada à alta insatisfação do usuário. Estudo canadense de Cooke e colaboradores[4], publicado em 2006, aplicou questionários e obteve resposta de 837 pacientes que tiveram atendimento em pronto-socorro em período recente. Nesse estudo, cerca de dois terços dos pacientes acreditavam que pessoas com casos graves deveriam ser atendidas em prioridade. Apesar de esse conceito de priorização de gravidade ser amplamente cultuado no meio médico, parte considerável dos pacientes entende que o sistema de saúde deve estar igualmente preparado para atender também à sua demanda, mesmo que de baixa complexidade. Um pouco mais da metade dos pacientes de baixa complexidade (51,3%) entende que o tempo máximo de espera para o atendimento deve ser de 1 hora. Praticamente todos os pacientes de baixa complexidade (triagem nível IV e V) tiveram permanência hospitalar maior do que desejavam, o que estava associado à frustração da expectativa.

Um estudo de Grafstein e colaboradores[5], também com entrevistas aplicadas a usuários, demonstrou que 44% dos pacientes que procuraram hospital específico para atendimento de emergência tinham como primeira motivação a distância curta da unidade de saúde em relação ao domicílio, enfatizando a questão de tempos na expectativa. Nesse estudo, 9% relataram que procuram serviço exclusivamente por percepção de menor tempo de espera. Pacientes jovens e pacientes com queixas álgicas tiveram mais preocupação em relação ao tempo de espera do que outros perfis.

Taylor e colaboradores[6], em 2004, publicaram uma revisão sistemática sobre satisfação do paciente em relação ao atendimento de emergência recebido e constatou que estratégias de comunicação da equipe de saúde com intenção de redução da percepção do tempo de espera estavam associadas a melhor experiência dos pacientes. Um estudo israelense de Landau e colaboradores[7], publicado em 2018, evidenciou que no mínimo um quinto dos pacientes tem percepção negativa do atendimento emergencial recebido, por vezes há situações de violência com equipe médica e, dos oito fatores identificados, o elevado tempo de espera e de estadia estava presente. Abolfotouh e colaboradores[8], em estudo prospectivo com mais de 300 pacientes, encontraram o tempo de espera como o principal fator potencialmente modificável para melhorar a satisfação dos pacientes no atendimento emergencial.

Fraser e colaboradores[9] analisaram 1.508 questionários de pacientes que evadiram do pronto-socorro sem serem atendidos. A maioria dos pacientes com esse comportamento morava perto da unidade de saúde e procurou atendimento à noite ou na madrugada. O principal motivo para a evasão, em 79% dos pacientes, foi o longo tempo de espera. De forma interessante, 41% dos pacientes que tiveram esse comportamento referiram que não tiveram informação sobre o motivo da demora. Dois terços procuraram outro serviço de saúde, a maioria precocemente (em cerca de 1 dia) em horários diferentes da primeira passagem. Sugestões referentes a este tópico:

- Não associar o tempo de espera exclusivamente a questões inerentes à gestão e ao sistema de saúde.
- Ter ciência de que o tempo de espera prolongado, mesmo sem responsabilidade direta da equipe médica atuante, irá impactar no relacionamento médico-paciente.
- Ativamente procurar meios de dar satisfação aos pacientes do motivo de espera prolongada.
- Atuar em conjunto com a gestão e equipe multiprofissional para encontrar meios de reduzir a percepção do tempo de espera no pronto-socorro, desde estrutura física até meios de entretenimento e treinamento da equipe.
- Procurar identificar pacientes inicialmente considerados de baixa complexidade que já tiveram experiência negativa em outro serviço.
- Ter atenção a reações de pacientes durante espera que podem sugerir alto grau de insatisfação.
- Atenção para pacientes de baixa complexidade, mas com quadros álgicos. Talvez seja interessante ponderar reclassificar o nível de atenção desse perfil.
- Atenção para pacientes que renunciaram a locais mais próximos para buscar atendimento em serviço longínquo em relação ao domicílio.

Fluxos hospitalares

A percepção de má comunicação entre as equipes assistenciais, a demora para coleta e realização de exames e a demora para resultado de exames também estão associadas à má experiência do paciente no pronto-socorro. Também há alguma expectativa de que o tratamento seja baseado em protocolos bem estabelecidos. No estudo de Fraser[9], boa parte dos pacientes queixou-se de não receber reavaliação recorrente (em pelo menos 30 minutos). Sugestões referentes a este tópico:

- Alinhamento da conduta e foco no paciente feito por toda a equipe assistencial do pronto-socorro.
- Informar e justificar o tempo de realização e obtenção dos exames.
- Sempre que possível, embasar as condutas como estando alinhadas às melhores práticas atuais.
- Usar os conceitos do tópico anterior não só frente à espera do primeiro atendimento, mas também durante a estadia na observação.
- Manter uma rotina de reavaliação constante.

Atitudes da equipe médica

Apesar de ser de mais difícil mensuração, alguns estudos evidenciaram que características de comportamento e comunicação, principalmente por parte da equipe médica, estão associadas à má experiência[10]. Os pacientes, na sua maioria, esperam comunicação empática, assertiva e frequente. Um dos pontos de decepção dos pacientes é quando a sua presença ou queixa não é valorizada. Os estudos de Fraser[9] e Taylor[6] demonstraram que a maioria dos pacientes entende que sua situação representa uma verdadeira emergência, até 96% está realmente preocupado sobre o estado atual de saúde, e uma boa parte (cerca de dois terços) tentou contato, sem sucesso, com médico conhecido antes da procura ao pronto-socorro. Há uma porcentagem alta (64,4%) de pacientes que ficam preocupados com o nível de triagem da enfermagem diferente da percepção pessoal da gravidade, assim como há maior satisfação quando o nível de triagem indica maior gravidade.

Informações frequentes, informações com linguagem acessível, orientações sobre o porquê de exames complementares e orientações sobre sinais de alerta que devem nortear retorno ao pronto-socorro estão nas expectativas dos pacientes.

O estudo de Landau e colaboradores[7] abordou vários aspectos de satisfação do atendimento e a maioria não era técnica, mas relativa a questões de comunicação e comportamento. Nesse estudo, 23,6% dos pacientes e 20,5% dos acompanhantes tinham sensações negativas na estadia no pronto-socorro. A comunicação da equipe médica para com pacientes e para com acompanhantes foi um dos fatores mais associados à má experiência, principalmente desvalorização de queixas e poucas informações. Essas atitudes cursavam com percepção de má qualidade do serviço e desconfiança do tratamento proposto.

Em uma revisão da literatura feita por Boudreaux e colaboradores[11], 50 estudos preencheram critérios de qualidade e foram analisados. O preditor mais robusto de satisfação global é a qualidade das interações interpessoais do paciente com a equipe assistencial, principalmente a equipe médica. No entanto, o mesmo autor, em outra revisão[12] de 19 estudos, não encontrou estratégia de treinamento em habilidades nitidamente relacionada à melhora de satisfação dos pacientes. Sugestões referentes a este tópico:

- Boa comunicação e comportamento são as principais expectativas do paciente.

- As habilidades de comunicação são complexas e não são facilmente assimiláveis, sendo necessários esforço e aprimoramento contínuo.
- Algumas metodologias são descritas ao longo deste capítulo.

EXPERIÊNCIA DA DOENÇA

O primeiro ponto-chave para desvendar a expectativa do paciente durante a abordagem inicial é compreender a experiência causada pela doença nessa pessoa. O acrônimo "SIFE" auxilia no interrogatório sobre as quatro dimensões da experiência da doença:

1. **Sentimento:** como o paciente se sente em relação à doença.
2. **Ideia:** a impressão do paciente sobre o que está acontecendo.
3. **Funcionamento/família:** como a doença atual poderá afetar a funcionalidade ou as relações familiares/pessoais do paciente.
4. **Expectativa**: o que o paciente espera da atuação da equipe médica.

Vários autores fizeram instrumentos (ou guias) para auxílio na obtenção de boa relação médico-paciente e obtenção de informações sobre a experiência da doença. Tais guias orientam um passo a passo para comunicação adequada durante entrevista médica, conforme o Quadro 1.

QUADRO 1 Guias com passos para comunicação adequada durante a entrevista médica

Nome do guia	Autores/data	Característica	Passos	Destaques
Calgaray-Cambridge[13]	Suzanne Kurtz (Universidade de Calgary, Canadá) Jonathan Silverman (Universidade de Cambridge, Inglaterra) 1996	Anamnese clínica tradicional, incluindo ponto de vista da pessoa atendida	Cinco tarefas sequenciais: 1. Início da consulta 2. Coleta de informações 3. Exame físico 4. Explicação e planejamento 5. Encerramento da consulta Duas tarefas longitudinais: 1. Provimento de estrutura 2. Construção da relação	- Cumprimento adequado, demonstração de interesse - Escuta ativa - Busca de ideias sobre a doença - Explicações constantes - Checagem se houve entendimento

(continua)

QUADRO 1 Guias com passos para comunicação adequada durante a entrevista médica (*continuação*)

Nome do guia	Autores/data	Característica	Passos	Destaques
A consulta em 7 passos[14]	Vitor Ramos (Cascais e Lisboa, Portugal) 2008	Proposta de trabalho em que o profissional coloca características e aprendizados pessoais em sua prática	Três fases (preparo para consulta, exploração/avaliação / planejamento, reflexão final) e sete passos: 1. Preparação 2. Primeiros minutos 3. Exploração 4. Avaliação 5. Plano 6. Encerramento 7. Reflexão e notas finais	- Preparo do consultório, atenção à própria condição pessoal - Demonstração de interesse - Explicação do plano de cuidados - Tirar dúvidas

(*continua*)

QUADRO 1 Guias com passos para comunicação adequada durante a entrevista médica (*continuação*)

Nome do guia	Autores/data	Característica	Passos	Destaques
MAAS Global 2000[15]	Jacques van Thiel e Paul Ram (Universidade de Maastricht, Holanda) 2000	Validado na graduação, residência médica e educação médica continuada	17 itens que recebem notas de 0 (ausente) a 6 (excelente), divididos em três seções de comunicação: 1. Para cada fase 2. Geral 3. *Feedbacks*	- Dar espaço para o paciente falar - Questionar a razão da consulta - Explorar a perspectiva do paciente - Expressão de empatia em respostas verbais a atitudes não verbais

(*continua*)

QUADRO 1 Guias com passos para comunicação adequada durante a entrevista médica (*continuação*)

Nome do guia	Autores/data	Característica	Passos	Destaques
Estrutura SEGUE[16]	Gregory Makoul (Universidade de Northwestern, EUA) 2001	Instrumento para homogeneização das habilidades de comunicação	Cinco partes, conforme o acrônimo SEGUE: S (*set the stage*), arrumar o espaço E (*elicit information*), extrair informações G (*give information*), dar informações U (*understand the patient's perspective*), entender a perspectiva do paciente E (*end the encounter*), finalizar a consulta	- Cumprimento adequado, estabelecimento de relação - Escuta adequada, tempo adequado - Indagar aspectos subjetivos - Dar informações relevantes - Reconhecer processos e desafios do paciente - Revisar passos

No entanto, esses guias foram desenvolvidos primordialmente para atenção primária e, mesmo nesse contexto, apresentam complexidades e grande número de tarefas a serem cumpridas. A estrutura de passos é amigável e facilita o processo, principalmente no início da atividade profissional. Nenhum apresenta características possíveis para ambiente de emergência e não foram validados, inclusive. Sugestões referentes a este tópico:

- Todos os instrumentos ressaltam a importância de fazer um preparo para o atendimento; mesmo no conturbado ambiente de pronto-socorro, essa deve ser uma preocupação.
- Ouvir mais atentamente e fazer menos interrupções na fala do paciente.
- Demonstrar interesse e valorizar as queixas.
- Sempre explorar a perspectiva do paciente sobre o problema.
- Dar explicações relevantes.

FRUSTRAÇÕES DO CUIDADO NÃO CENTRADO NO PACIENTE

Algumas das situações relatadas em estudos como atendimento não focado no paciente foram:

- Encontros com profissionais indiferentes à situação relatada ou apresentada.
- Muitos mecanismos burocráticos envolvidos no cuidado.
- Ausência de contato visual, apenas atuação protocolar.
- Indiferença quanto ao tempo em que o paciente está na unidade.
- Indiferença quanto à opinião do paciente e do acompanhante sobre o atendimento.

- Troca de profissionais sem aviso prévio.
- Múltiplos profissionais sequencialmente envolvidos no cuidado.
- Falas ríspidas.
- Explicações padronizadas.
- Terceirização dos problemas.

As consequências de um serviço cujo *modus operandi* não é centrado no paciente, mas em metas exclusivas de melhores resultados em relação a doenças, formam uma série de sentimentos frustrantes que foram identificados, entre eles:

- Autocensura e incapacidade de expressar emoções pela percepção de que não há participação das decisões sobre o cuidado.
- Antipatia reflexa.
- Desconforto persistente no ambiente.
- Incapacidade de solicitar auxílio.
- Exacerbação de tratamento ofensivo.
- Trauma do ambiente hospitalar.
- Intensificação dos sintomas.
- Desconfiança persistente da equipe e serviço.

Essa compilação de sentimentos negativos desperta ansiedade nos pacientes e todo o ciclo negativo do cuidado. Destaca-se novamente que a maioria das evidências aponta questões comportamentais e de comunicação, mas não técnicas, envolvidas na percepção negativa dos pacientes.

DESVENDAR E INFLUENCIAR A EXPECTATIVA

Há um grande desafio envolvido no primeiro contato com o paciente em unidade de pronto-socorro[17]. Seres humanos são animais sociais, no entanto muitas pessoas se sentem solitárias e com dificuldades para relacionamentos de vários tipos. Na realidade atual, as mídias sociais dificultam ainda mais a interação social cara a cara. Lidar com indivíduos desconhecidos é desafiador. Isso é relatado tanto por médicos quanto por pacientes. Há medo de constrangimento, rejeição, ofensa, causar má impressão e de ser explorado. Proximidade, frequência, duração e intensidade são componentes de um relacionamento sólido, no entanto todos esses critérios estão ausentes inicialmente numa consulta de emergência. A seguir, são citados alguns recursos que podem auxiliar na melhor experiência possível tanto para o paciente como para a equipe médica.

Ambiente não ameaçador

É fundamental, conforme já citado, um cuidado especial em relação ao ambiente que recepcionará o paciente. Privacidade, limpeza, iluminação e silêncio ao redor são expectativas de todo paciente. Por mais que o ambiente de emergência limite esses quesitos, eles devem ser perseguidos.

Roupas fora do padrão, acessórios incomuns e outros itens no ambiente de trabalho são inadequados para o primeiro encontro com paciente.

Ganhando confiança

O primeiro encontro, em geral, faz com que duas pessoas sejam estranhas entre si. A maioria das interações humanas acontece dessa forma. Existe uma tendência de imediatamente acharmos alguém amistoso, neutro ou inimigo. A equipe médica deve ter ações que façam com que os pacientes fiquem cientes da presença médica e empreender um esforço consciente para enviar sinais amistosos, facilitando a conexão. Frequência e intensidade de comunicação são aspectos fundamentais para um bom relacionamento.

Além do atendimento inicial calmo e detalhado, a frequência de reavaliações aumenta a chance de sucesso na relação: quanto mais tempo a equipe médica passa com o paciente, mais influência terá sobre ele. A intensidade da comunicação significa quão capaz a equipe médica é de satisfazer as necessidades psicológicas do paciente por meio de comportamento verbal e não verbal. Os pacientes em geral têm a expectativa de atitudes e comunicação com frequência adequada e intensidade adequada.

Comportamento verbal

Tudo o que se diz é referente a comportamento verbal. Algumas características da comunicação verbal são expectativas universais pelos pacientes, entre elas:

- Deixe-o terminar antes de começar a falar.
- Discussões importantes merecem lugar apropriado.
- Não fique pensando no que vai dizer enquanto o paciente fala; concentre-se nas palavras dele.
- Prestar atenção é mostrar interesse.
- Encoraje o paciente a falar.
- Elogie se necessário, mas com sinceridade.
- Corrija de forma cordial.
- Demonstre que está entendendo e não apenas ouvindo.
- Evite que estímulos externos interrompam o atendimento.
- Faça declarações empáticas (reconheça o desconforto e proponha um plano de melhora, por exemplo).

- Pontes conversacionais – usar partes de uma conversa anterior, o que passa a mensagem de que o profissional de saúde não é recém-chegado.
- Bom humor com cuidado e adequado ao perfil do paciente.

Alguns comportamentos têm impacto negativo para o paciente, entre eles:

- Adulação.
- Falso elogio.
- Ironia.
- Falsas ríspidas.

Com relação à pessoa irritada, a melhor forma de lidar com a situação é manter o foco na conversa dessa pessoa, deixá-la ventilar tudo e, na sequência, fornecer uma forma direta de resolução. Isso ajuda a quebrar o ciclo negativo da comunicação. Recomenda-se não discutir com uma pessoa irritada porque ela não está pensando adequadamente. Manter o foco e dar declarações empáticas é o primeiro passo fundamental nessa situação, mas deve estar atrelado a dar oportunidade de a pessoa falar (ventilar), seguida de declaração presumível, que em geral é o grande motivo da exacerbação do paciente irritado.

Comportamento não verbal

Algumas atitudes estão associadas a ser notado antes de dizer qualquer palavra. Além disso, alguns comportamentos são amistosos e facilitam a comunicação, entre eles[18]:

- Sobrancelha levantada.
- Inclinação lateral e leve da cabeça.

- Sorriso real.
- Manter contato visual prolongado por mais alguns segundos pode ajudar, mas cuidado para não ser ameaçador.
- Importante o espelhamento de ações (inclinação para frente, torso alinhado).

Da mesma forma, algumas atitudes soam como sinais inimigos e pioram o relacionamento que se inicia:

- Encarada.
- Olhar de cima a baixo.
- Varredura de corpo.
- Revirar olhos.
- Cerrar olhos.
- Sobrancelha franzida.
- Tensão facial.
- Mão na cintura.
- Cruzar braços.
- Fechamento prolongado dos olhos.
- Piscar exageradamente – ansiedade.
- Franzir os lábios – sinal de discordância.

CONCLUSÃO

Os pacientes têm, em geral, como grande expectativa relacionada ao atendimento em pronto-socorro, a necessidade de serem ouvidos e de se sentirem acolhidos[19]. O tratamento focado na doença, com pouca ênfase na opinião e compartilhamento de ideias com paciente, está associado frequentemente a frustração, sentimentos negativos e potenciais conflitos[20].

Como estratégias para que o relacionamento com alguém que habitualmente é desconhecido seja adequado e não frustre as expectativas desse paciente, recomendam-se: atenção com os tempos de atendimento e preparo do ambiente para receber o paciente, postura não verbal adequada e com emissão de sinais positivos, além de conduta verbal demonstrando interesse e foco na fala do paciente, com ênfase em explicações constantes.

REFERÊNCIAS BIBLIOGRÁFICAS

1. Thompson DA, Yarnold PR, Williams DR, Adams SL. Effects of actual waiting time, perceived waiting time, information delivery, and expressive quality on patient satisfaction in the emergency department. Ann Emerg Med. 1996;28(6):657-65.
2. Toma G, Triner W, McNutt LA. Patient satisfaction as a function of emergency department previsit expectations. Ann Emerg Med. 2009;54(3):360-367.e6.
3. Carrasquillo O, Orav EJ, Brennan TA, Burstin HR. Impact of language barriers on patient satisfaction in an emergency department. J Gen Intern Med. 1999;14(2):82-7.
4. Cooke T, Watt D, Wertzler W, Quan H. Patient expectations of emergency department care: phase II – a cross-sectional survey. CJEM. 2006;8(3):148-57.
5. Grafstein E, Wilson D, Stenstrom R, Jones C, Tolson M, Poureslami I, et al. A regional survey to determine factors influencing patient choices in selecting a particular emergency department for care. Acad Emerg Med. 2013;20(1):63-70.
6. Taylor C, Benger JR. Patient satisfaction in emergency medicine. Emerg Med J. 2004;21(5):528-32.
7. Landau SF, Bendalak J, Amitay G, Marcus O. Factors related to negative feelings experienced by emergency department patients and

accompanying persons: an Israeli study. Isr J Health Policy Res. 2018;7(1):6.

8. Abolfotouh MA, Al-Assiri MH, Alshahrani RT, Almutairi ZM, Hijazi RA, Alaskar AS. Predictors of patient satisfaction in an emergency care centre in central Saudi Arabia: a prospective study. Emerg Med J. 2017;34(1):27-33.
9. Fraser J, Atkinson P, Gedmintas A, Howlett M, McCloskey R, French J. A comparative study of patient characteristics, opinions, and outcomes, for patients who leave the emergency department before medical assessment. CJEM. 2017;19(5):347-54.
10. Kurtz S, Silverman J, Draper J. Teaching and learning communication skills in medicine. 2. ed. Oxford: Radcliffe Publishing; 2005.
11. Boudreaux ED, O'Hea EL. Patient satisfaction in the Emergency Department: a review of the literature and implications for practice. J Emerg Med. 2004;26(1):13-26.
12. Boudreaux ED, Cruz BL, Baumann BM. The use of performance improvement methods to enhance emergency department patient satisfaction in the United States: a critical review of the literature and suggestions for future research. Acad Emerg Med. 2006;13(7):795-802.
13. Kurtz S, Silverman J, Benson J, Draper J. Marrying content and process in clinical method teaching: enhancing the Calgary-Cambridge guides. Acad Med. 2003;78(8):802-9.
14. Ramos V. A consulta em 7 passos: execução e análise crítica de consultas em medicina geral e familiar. Lisboa: VFBM Comunicação; 2008.
15. Van Thiel J, Ram P, Van Dalen J. MAAS-global manual. Maastricht: Maastricht University; 2000.
16. Makoul G. The SEGUE Framework for teaching and assessing communication skills. Patient Educ Couns. 2001;45(1):23-34.
17. Soremekun OA, Takayesu JK, Bohan SJ. Framework for analyzing wait times and other factors that impact patient satisfaction in the emergency department. J Emerg Med. 2011;41(6):686-92.

18. Silva LMG, Brasil VV, Guimarães HCQCP, Savonitti BHRdA, Silva MJP. Comunicação não-verbal: reflexões acerca da linguagem corporal. Rev Lat Am Enfermagem. 2000;8:52-8.
19. Carrió FB. Entrevista clínica: habilidades de comunicação para profissionais de saúde. Porto Alegre: Artmed; 2009.
20. Arieli D, Tamir B. Patients' stories of encounters with doctors: expectations and anxieties. Patient Exp J. 2018;5(1):27-34.

7

Técnicas de blindagem e frases-chave

Luiz Antônio Brito Arruda Vasconcelos

"Sra. _______ entrou em contato com o SAC queixando-se do atendimento no dia _________. Relata que deu entrada no hospital com muito mal-estar. Foi realizado exame de sangue e, como não deu alteração, foi questionada se estava deprimida ou cansada. Recebeu alta com diagnóstico de mal-estar e fadiga. Como seu quadro piorou, retornou ao seu médico particular que, ao solicitar um raio X, averiguou inflamação em todos os seios da face e uma sinusite severa. Ficou extremamente insatisfeita com o atendimento prestado e a falta de exploração pelo médico que a atendeu. Aguarda melhorias no processo."

Em determinadas situações da prática clínica, os profissionais de saúde precisarão lidar com demandas que lhes causarão desconforto e angústia, e atendê-las na maior parte das vezes não será uma conduta apropriada: o pedido de atestado de vários dias que não condiz com o diagnóstico, o desejo por opioide ou benzodiazepínico sem indicação, a solicitação de exames inadequados para o quadro clínico apresentado, entre várias outras situações que, se não atendidas, podem gerar frustrações no paciente e prejuízo no relacionamento com o profissional. Embora o "sim" nesses cenários seja uma alternativa que demande menor esforço, em grande parte dos casos não atenderá princípios ético-legais, além de expor o indivíduo a procedimentos desnecessários e onerar o sistema de saúde sem respaldo nas melhores evidências científicas.

Dizer "não" a essas demandas e, ao mesmo tempo, atingir a satisfação do paciente requer o desenvolvimento de habilidades de comunicação refinadas. Por meio das chamadas técnicas de blindagem e frases-chave, é possível explicar de forma empática que as demandas trazidas para o atendimento não serão atendidas e preservar o vínculo entre as partes.

Convido você, caro leitor, a fazer o exercício de imaginação a seguir: você está em um plantão lotado, várias pessoas esperando para serem atendidas, e o próximo paciente que você irá atender iniciou quadro de coriza hialina e odinofagia há 1 dia. No entanto ele lhe informará que apresenta o mesmo quadro de três a quatro vezes ao ano e que em absolutamente todas as ocasiões só apresenta melhora após antibioticoterapia. Quais estratégias você utilizaria para esclarecer sobre a não indicação de antibióticos nesse caso específico? Observe os dois atendimentos a seguir e perceba as diferenças na abordagem:

ATENDIMENTO A

"Veja bem, o seu diagnóstico no momento é de uma infecção viral, e os antibióticos não são úteis contra os vírus. Não seria adequado eu lhe dar antibióticos, a menos que se tratasse de uma infecção bacteriana, porque antibióticos utilizados sem indicação contribuem para a resistência bacteriana e outros problemas, como possibilidade de causar alergias no paciente e outros efeitos colaterais. Você pode usar esses analgésicos, lavar o nariz com soro fisiológico e descansar enquanto espera."

ATENDIMENTO B

"Realmente parece que você está se sentindo muito mal, e é completamente compreensível que você tenha preocupação sobre os seus sintomas. Fez muito bem em ter vindo hoje para buscar ajuda. Infelizmente, os antibióticos não irão funcionar para a sua condição atual, que é de origem viral. Eu certifico que lhe daria um antibiótico imediatamente se achasse que ele proporcionaria algum benefício real e não apenas acabar provocando efeitos indesejáveis como dor de estômago, diarreia e outros possíveis efeitos adversos, que só acrescentariam mais desconforto à sua situação já difícil. **Estar doente e sentir-se mal é realmente muito frustrante, e eu entendo perfeitamente como se sente.** No entanto, temos diversas alternativas que podem ajudar a aliviar os seus sintomas, enquanto o seu corpo trabalha para combater o vírus."

Os detalhes que diferenciam os dois atendimentos podem parecer insignificantes à primeira vista, mas na verdade fazem uma grande diferença na qualidade e percepção do cuidado recebido. Observe que o atendimento B utiliza frases que valorizam a experiência emocional do paciente e a sua procura por ajuda (frases em negrito). Nesse atendimento há o que chamamos de validação emocional, justamente a habilidade de reconhecer, compreender e expressar a aceitação da experiência emocional do outro ou de si próprio.

Em um vídeo clássico e elucidativo sobre empatia e validação emocional (https://www.youtube.com/watch?v=1Evwgu369Jw), a socióloga americana Brené Brown lista 4 passos básicos para a sua prática:

1. habilidade de ver o mundo na perspectiva do outro;
2. não julgar, algo que costumamos fazer o tempo todo;
3. reconhecer emoções nos outros;
4. habilidade em comunicar esse reconhecimento da experiência emocional do outro.

Nesse sentido, Smith e colaboradores[1] publicaram um estudo prospectivo, duplo-cego controlado em que randomizaram 437 pacientes em salas de espera de um hospital terciário acadêmico norte-americano em dois grupos distintos. No primeiro grupo, 217 pacientes foram convidados a assistir a vídeos com atendimento padrão. No segundo grupo, 220 pacientes assistiram a atendimentos em que duas frases-chave eram adicionadas, a primeira com o médico reconhecendo que o paciente estava preocupado com os seus sintomas e o validando, e a segunda utilizada para demonstrar que o médico reconheceu a importância da visão do paciente sobre a própria saúde.

De forma interessante, o grupo que assistiu aos vídeos com frases de empatia processaria menos o profissional de saúde, além de apresentar maiores níveis de compreensão sobre as informações oferecidas. Um percentual bem mais elevado dos pacientes desse grupo considerou o profissional um *expert* e gostaria de tê-lo como seu médico pessoal.

A habilidade de comunicação empática está associada ao aumento da satisfação do paciente[2] e de adesão à terapia, diminuição dos erros médicos, menos reclamações de negligência[3], diminuição do *burnout* e aumento do bem-estar dos profissionais de saúde, além de níveis mais elevados de satisfação com a própria carreira.

A neurociência tem desafiado pressupostos arcaicos de que essa habilidade seria inata e imutável, característica peculiar de cada indivíduo e impassível de desenvolvimento. Nos últimos anos, uma série de estudos, boa parte deles ensaios clínicos randomizados, tem demonstrado que é possível o desenvolvimento dessa habilidade com treinamentos relativamente curtos, alguns deles com poucas horas de duração.

Riess e colaboradores[4] publicaram os resultados de um ensaio clínico cego randomizado em que 99 médicos residentes de diferentes especialidades (cirurgia, medicina interna, anestesiologia, psiquiatria, oftalmologia e ortopedia) foram aleatoriamente divididos em dois grupos: uma parte deles recebeu treinamento padrão e a outra recebeu, além da capacitação habitual, um treinamento composto de três módulos de 60 minutos, separados por 4 semanas entre eles, em que 6-15 residentes participavam por vez.

Os principais objetivos do treinamento foram:

1. ensinar técnicas de autorregulação emocional utilizando respiração diafragmática e técnicas de *mindfulness*;
2. ensinar como decodificar expressões faciais sutis de emoções;
3. proporcionar consciência sobre a fisiologia das emoções em cenários de interações médico-paciente desafiadoras;
4. fornecer fundamentos da neurofisiologia do treinamento em empatia.

Os residentes foram avaliados pelos pacientes atendidos 1 mês antes do treinamento e 1-2 meses após tê-lo completado. Os pacientes avaliaram os residentes através de um questionário denominado CARE (*consultation and relational empathy measure*). O resultado foi que houve mudança para melhor de forma estatisticamente significativa nas avaliações entre os profissionais submetidos ao treinamento.

AS FRASES-CHAVE

No decorrer de um atendimento, o profissional de saúde irá se deparar com várias oportunidades de demonstrar empatia e fortalecer vínculo com o paciente. A seguir, encontram-se apenas algumas sugestões de frases-chave que poderão ser utilizadas com essa finalidade.

Primeiras impressões são de extrema importância

O contato inicial com o paciente é um momento crucial para o estabelecimento do vínculo e irá determinar em grande parte como será esse relacionamento. Após apresentar-se com o seu nome e a função que exerce, de preferência com um sorriso, tente saudar com um bom-dia, boa-tarde ou boa-noite conforme o caso. Idealmente, após perguntar o nome, convém sempre checar a pronúncia se necessário. O tratamento inicial deverá ser Sr. ou Sra., a menos que haja manifestação em contrário. Mesmo nas emergências, as apresentações são importantes.

Frases-chave iniciais

Evite introduções iniciais como "Como o Sr./Sra. está?" ou "Como tem passado?" – isso pode colocar o paciente na situação constrangedora de afirmar que está tudo bem e logo em seguida lhe contar sobre um problema de saúde grave ou uma situação delicada vivenciada na família. Prefira dar boas-vindas seguidas de expressões como "Como posso lhe ajudar hoje?", "Quais motivos lhe trazem à consulta?" – essa abordagem constitui uma forma simples e poderosa de permitir ao paciente assumir o rumo da entrevista nesses momentos iniciais.

Evite interrupções precoces, especialmente nesse momento da entrevista. A maioria dos pacientes não levará mais do que 2 minutos para completar essa primeira fala, e cerca de 80% do que se precisa saber para o estabelecimento de um diagnóstico encontra-se nela[5]. Caso precise interromper o paciente em algum momento durante o seu discurso, faça-o utilizando uma regra simples, o *triple E* (*excuse; empathize; explain*)[6]: "Desculpe interromper, imagino que essa situação deva estar sendo frustrante, mas deixe-me esclarecer um ponto: há quanto tempo..."

Estabelecendo conexão

Ao longo da entrevista, provavelmente o paciente irá compartilhar diferentes emoções e valores. Identificá-los e expressar que você os reconhece são uma excelente ferramenta para demonstrar que o trata como um indivíduo único e contribuem para o estabelecimento do vínculo.

Após a anamnese e o exame físico, antes de começar a informar sobre as possibilidades diagnósticas e o plano terapêutico, é importante acessar a visão do paciente sobre a sua experiência com relação à doença. Nesse momento, caberiam frases-chave como "Conte o que você tem pensado sobre o seu problema" ou "O que você entendeu até aqui sobre a sua doença?".

Fechamento

Ao final do atendimento, é relevante acessar a compreensão do paciente sobre todo o processo e o preenchimento de suas expectativas para a consulta. Frases-chave úteis aqui poderiam ser: "Há algo mais que o Sr.(a) gostaria de perguntar? Algo que não ficou claro?" ou "Até que ponto tudo o que falei corresponde às suas expectativas para esta consulta?".

REFERÊNCIAS BIBLIOGRÁFICAS

1. Smith DD, Kellar J, Walters EL, Reibling ET, Phan T, Green SM. Does emergency physician empathy reduce thoughts of litigation? A randomised trial. Emerg Med J. 2016;33(8):548-52.
2. Hickson GB, Federspiel CF, Pichert JW, Miller CS, Gauld-Jaeger J, Bost P. Patient complaints and malpractice risk. J Am Med Assoc. 2002;287(22):2951-7.
3. Brennan TA, Leape LL, Laird NM. Incidence of adverse events and negligence in hospitalized patients: Results of the Harvard medical practice study I. N Engl J Med. 1991;324:370-6.
4. Riess H, Kelley JM, Bailey RW, Dunn EJ, Phillips M. Empathy training for resident physicians: a randomized controlled trial of a neuroscience-informed curriculum. J Gen Intern Med. 2012;27(10):1280-6.
5. Rabinowitz I, Luzzati R, Tamir A, Reis S. Length of patient's monologue, rate of completion, and relation to other components of the clinical encounter: observational intervention study in primary care. BMJ. 2004;328:501-2.
6. Mauksch LB. Questioning a taboo: physicians' interruptions during interactions with patients. JAMA. 2017;317(10):1021-2.

8

Comunicação de más notícias

Erika Satomi

INTRODUÇÃO

Como profissionais de saúde, somos nós, na maioria das vezes, os mensageiros de más notícias. Mas o que é uma má notícia? A má notícia é aquela que altera drástica e negativamente a visão do paciente quanto ao seu futuro[1]. Apesar de a má notícia geralmente ser associada a um diagnóstico de doença terminal, outras situações, como o diagnóstico de diabetes, a necessidade de internação, uma malformação fetal, perda de visão ou a indicação de uma apendicectomia podem ser tomadas como uma má notícia, a depender não apenas do diagnóstico, mas do contexto psicossocial envolvido.

O pronto atendimento é a porta de entrada de muitos pacientes no ambiente hospitalar, e em muitas situações o profissional de saúde pode se deparar com situações catastróficas, como um choque séptico, acidente vascular cerebral, trauma ou parada cardiorrespiratória, que resulte em morte ou sequela grave. Nesse cenário de mudanças drásticas da vida do paciente e/ou de seus familiares, a habilidade de comunicação de más notícias torna-se fundamental.

Todavia, apesar da importância do tema, essa habilidade raramente é ensinada na graduação ou nos programas de residência e pós-graduação. Os cursos da área da saúde são focados em tratamento, cura e combate à doença e à morte, mas poucas vezes as aulas dão espaço para situações em que há falha de tratamento e o que devemos fazer se isso ocorrer. Para tornar esse momento de dar más notícias mais suportável e acolhedor, é fundamental que o profissional tenha habilidades de comunicação interpessoal, verbal e não verbal. Para o profissional de saúde, um treinamento de comunicação de notícias difíceis tem o potencial de reduzir o *burnout* e reduzir a sensação de impotência perante a situação[2,3].

Neste capítulo, apresentamos situações comuns no cenário do pronto atendimento e sugestão de estratégias para aprimoramento da técnica de comunicação.

Caso 1: Paciente de 80 anos, ex-tabagista com quadro de enfisema grave, dependente de oxigênio domiciliar, bastante emagrecida, vem ao pronto atendimento por febre e falta de ar. Na entrada, identificado quadro de *delirium*, é indicada internação em UTI por quadro de broncopneumonia e insuficiência respiratória. Essa já é a terceira internação, mas a primeira na UTI. A filha pede mais explicações (mostra-se muito ansiosa).

– Doutora, precisa mesmo ir para a UTI?

– Senhora, ela tem um quadro de insuficiência respiratória e precisa ser monitorada, caso tenha que ser entubada.

– Mas é tão grave assim? (tremendo)

– Claro! Ela tem um quadro muito grave de enfisema. Já é dependente de oxigênio.

– Mas não tem nenhuma alternativa?

– Bom... a senhora quer que sua mãe seja entubada e reanimada ou prefere que não seja feito nada?

Nesse cenário, o profissional da emergência foca na intercorrência, na questão aguda. Porém, devemos lembrar que existe um contexto por trás e que, nesse caso, a paciente já apresentava uma doença pulmonar progressiva, irreversível, com sinais de mau prognóstico (emagrecimento, uso de oxigênio suplementar e internações recorrentes)[4]. No entanto, para compreender melhor o quadro e seu prognóstico, perguntas como capacidade física, emagrecimento nos últimos meses, piora da capacidade funcional, VEF1 (volume forçado em 1 segundo) e grau de dispneia em casa ajudam a identificar não apenas a sobrevida à internação, mas também com qual qualidade de vida essa paciente poderá viver após a alta[5].

Após compreender o prognóstico e investigar a percepção do paciente ou familiar quanto a isso, o próximo passo é usar uma linguagem acessível para determinar, de maneira ampla, os objetivos do cuidado do paciente. Perguntas abertas costumam ser mais adequadas: "Queria entender as suas expectativas em relação aos cuidados da sua mãe. Poderia me falar um pouco sobre isso?"; "Que tipo de situação você gostaria que fosse evitada e por quê?". A partir das respostas do paciente e seu familiar, é possível traçar um plano de tratamento condizente com esses objetivos, respeitando a opinião e os valores daquele indivíduo e sua família. Perguntas diretas a respeito de intervenções, como reanimação cardiorrespiratória ou entubação orotraqueal, podem ser muito duras, principalmente sem um contexto bem trabalhado na conversa.

Termos como "não fazer nada" ou "não haveria nada a ser feito" devem ser evitados, pois podem gerar sensação de abandono, mágoa ou raiva. Ao contrário, devemos reforçar que o paciente sempre será bem cuidado de forma continuada, independentemente das escolhas feitas.

Antes de tudo, é importante frisarmos que, em 2006, o Conselho Federal de Medicina publicou a seguinte resolução: "Na fase terminal de enfermidades graves e incuráveis, é permitido ao médico limitar ou suspender procedimentos e tratamentos que prolonguem a vida do doente, garantindo-lhe os cuidados necessários para aliviar os sintomas que levam ao sofrimento, na perspectiva de uma assistência integral, respeitada a vontade do paciente ou de seu representante legal"[6]. Desde então, a discussão sobre cuidados que o paciente deseja ou não receber na fase mais avançada de sua doença tem sido cada vez mais frequente, permitindo que o padrão paternalista anteriormente comum fosse substituído por uma decisão compartilhada entre paciente/família e equipe de saúde.

Porém, nem sempre a definição das diretivas antecipadas de cuidado poderá ser feita no pronto atendimento, devido à falta de tempo, carência de vínculo entre o paciente e a equipe de saúde que acabou de conhecê-lo, desafios quanto à estrutura física para comunicação com privacidade e outras emergências concomitantes. Mesmo que não haja uma definição clara sobre o plano de cuidados, a abordagem inicial no departamento de emergência pode servir como porta de entrada para que o tema seja refletido e a conversa, retomada em um segundo momento. Se no departamento de emergência houver indefinição, pode ser uma boa opção iniciar o tratamento mais invasivo com um tempo de resposta preestabelecido para uma posterior reavaliação quanto à sua real eficácia e amadurecimento de opiniões. Isso é chamado de *time-limited trial*[7].

Modelo alternativo 1:

– Doutora, precisa mesmo ir para a UTI?

– Percebo que essa situação pode trazer bastante ansiedade para a família. Antes de dar essa resposta, gostaria de entender a sua preocupação em relação a uma internação em UTI. Vocês já conversaram a respeito disso? Já era uma preocupação de vocês?

– Sim, ela já havia comentado que não queria ficar ligada em máquinas.

- Esse dado é muito importante. Poderia me dizer como a doença pulmonar afetava a vida da sua mãe nos últimos meses?

- Doutora, ela já estava muito cansada a maior parte do tempo, mesmo com o uso de oxigênio. Até quando comia sentia falta de ar. Estava comendo cada vez menos...

- Nesse cenário, a internação em UTI pode não trazer tantos benefícios e tem o potencial de ser muito desconfortável. Podemos conversar sobre as alternativas de tratamento e riscos e benefícios de cada uma. O que acha?

Nesse cenário alternativo, o profissional faz perguntas abertas quanto aos valores culturais da paciente e sua família, sobre o impacto da doença previamente à chegada ao pronto atendimento, e coloca no centro do processo de decisão os desejos prévios da paciente. A partir daí, com a compreensão ampla do cenário, o profissional pode iniciar uma conversa sobre as opções de tratamento, incluindo local de internação, uso de medicamentos, procedimentos invasivos... suas vantagens e desvantagens[8].

Caso 2: Paciente de 60 anos, tabagista, hipertenso, procurou o pronto atendimento por tosse e febre há 1 semana. Hoje apresentou-se com dor em panturrilha e piora da falta de ar. Foi submetido a uma tomografia com protocolo para tromboembolia pulmonar, que identificou uma massa em lobo médio direito, com suspeita de neoplasia pulmonar primária.

- Doutor, já saiu o resultado do meu exame? Vou ter que ficar internado?

- Sim, já saiu o resultado da tomografia. A boa notícia é que o senhor não tem uma embolia pulmonar.

- Ufa! Essa é uma notícia ótima. (sorrindo)

- Sim, mas encontramos uma massa no seu pulmão e precisaremos chamar o cirurgião para avaliar.
- Uma massa? Não era uma pneumonia?
- Sim. O senhor tem uma pneumonia, mas também tem essa massa.
- E é grave? Vou ficar bem? (tremendo, assustado)
- Claro! É por isso que estou acionando o cirurgião, para resolver este problema.

Nessa situação, a conversa está sendo feita diretamente com o paciente. Ser o primeiro profissional a abordar a possibilidade do diagnóstico de um câncer pode ser extremamente desafiador. Não é incomum haver receio de tirar a esperança do paciente ao dar o diagnóstico e muitos se sentem desconfortáveis em lidar com as respostas emocionais intensas que decorrem da má notícia[9]. Porém, é importante respeitar o direito do paciente de saber o seu diagnóstico e o primeiro passo é identificar se ele tem capacidade de decisão, se deseja saber e quanta informação a respeito deseja[10].

Existem diversas ferramentas desenvolvidas para direcionar os profissionais na difícil tarefa de comunicar más notícias. Uma das ferramentas mais conhecidas é o "SPIKES", que sugere, através de um mnemônico, os seguintes passos[11]:

- **S (*setup*):** preparo do médico (informações necessárias) e do ambiente, com a presença de outros profissionais de saúde se necessário.
- **P (*perception*):** observar o que o paciente já sabe sobre sua condição de saúde.
- **I (*invitation*):** convite para conversar sobre o assunto. Essa parte pode parecer fútil, mas permite que o paciente tenha algum controle e que ele se coloque sobre como deseja que

as informações sejam transmitidas (ex.: presença de pessoa de sua confiança, quantidade de informação).

- **K (*knowledge*):** transmitir as informações. O médico pode iniciar com uma frase que sinalize o caráter negativo da notícia. Ex.: "Infelizmente, o resultado da biópsia não era o que esperávamos." Aqui, a linguagem acessível é fundamental.
- **E (*emotion*):** prestar atenção, dar espaço e responder às emoções que se seguem à comunicação de más notícias.
- **S (*sumarize*):** ao final da conversa, é importante averiguar se o paciente compreendeu e descrever quais os próximos passos a serem tomados.

Essa ferramenta, apesar de amplamente divulgada e usada, foi desenvolvida para pacientes que recebem diagnósticos oncológicos, e adaptações podem ser necessárias em cenários que envolvam outras doenças ou ambientes mais desafiadores, como o pronto atendimento.

Modelo alternativo 2:

– Doutor, já saiu o resultado do meu exame? Vou ter que ficar internado?

– Sim, já saiu o resultado da tomografia. Vim exatamente para conversar com você a respeito disso. Estou preocupado com as imagens. Por isso, gostaria de saber se você quer falar sobre isso agora, ou prefere chamar algum familiar ou até mesmo esperar até estar em um quarto.

– Doutor, sou eu quem precisa saber das informações. Não preciso de outras pessoas para isso. Pode me falar o que achou? (irritado)

– Ao realizar a tomografia, estávamos esperando uma pneumonia e procurávamos um possível coágulo nos vasos do seu pulmão. A pneumonia foi confirmada, mas não havia o coágulo. Por outro lado, a tomografia evidenciou uma massa.

- Uma massa? Isso é grave? (assustado)

-Ainda não sabemos, pois precisamos de exames complementares. Mas sim, pode ser algo grave.

(Pausa para que o paciente absorva a informação e reflita.)

- Doutor, pode ser um câncer?

- Temo dizer que sim, essa é uma possibilidade.

(Paciente olha para baixo e aperta as mãos. Nova pausa mais longa.)

- Você gostaria de saber mais alguma coisa neste momento? Posso ajudar de alguma maneira?

- Doutor, o que vamos fazer agora?

- O próximo passo é acionarmos o cirurgião para a realização de uma biópsia. Desta maneira, poderemos ter a confirmação do que você tem.

- Como vou falar isso para a minha esposa? (chorando)

- Entendo que ela é uma pessoa muito importante para você. A equipe médica pode dar a notícia se você preferir, ou podemos fazer isso juntos. Isso parece um bom plano para você?

- Sim, doutor. Obrigado.

Nesse modelo alternativo, o profissional não esconde o diagnóstico do paciente, mas dá a notícia de maneira empática, compreendendo inicialmente qual seria a melhor maneira de fazê-lo. São usadas frases curtas, e é permitido que o paciente pergunte livremente, que expresse suas emoções sem ser interrompido. Ao final, um plano é traçado e é garantido que o paciente não passará pelo processo sozinho.

Caso 3: Homem de 44 anos foi vítima de acidente automobilístico (carro x caminhão) em estrada interestadual e é trazido ao pronto atendimento pelo resgate. Os ferimentos eram extensos, e, apesar de todos os esforços da equipe emergencista, o paciente morre. A esposa aguarda na sala de espera para receber notícias do paciente. O médico se aproxima e conversa em pé no corredor de entrada do pronto atendimento, com os braços cruzados em frente ao peito.

– Boa tarde, Dona R.! Gostaríamos de conversar sobre o quadro do sr. J., seu esposo.

– Claro, doutor!

– O seu marido chegou ao pronto-socorro em estado muito grave, com diversas fraturas, incluindo costelas e sinais de grave traumatismo cranioencefálico, com Glasgow de 3T. O socorrista da ambulância já tinha entubado o seu marido e ele chegou com colar cervical, mas estava muito hipotenso devido a uma hemorragia extensa intra-abdominal. Infundimos sangue, fizemos expansão volêmica e iniciamos droga vasoativa... Fizemos todo o possível, mas ele evoluiu com uma parada cardiorrespiratória e não aguentou.

– Mas ele vai ficar melhor? Não estou entendendo... (assustada)

– Dona R., o que eu quero dizer é que ele evoluiu a óbito.

– Ele morreu? É isso? (chorando)

– Sim, e infelizmente terá que ser encaminhado ao IML. A assistente social e a enfermeira virão falar com a senhora. Meus pêsames.

Nesse caso, observamos diversas possibilidades de melhoria do processo de comunicação. Observe que o médico não se apresenta e não identifica a sua função naquele local. Tampouco presta atenção quanto ao local em que dará uma notícia que mudará a vida da família do sr. J. Sempre que possível, a comunicação de más notícias deve ocorrer em ambiente tranquilo, com privacidade e se possível com todos sentados[12].

Aqui, a linguagem não verbal transborda tanto no caso do profissional quanto no do familiar. Postura (braços cruzados), expressão facial, gestos, a maneira de tocar, a distância mantida entre os interlocutores... tudo deve ser avaliado.

Apesar de informar inicialmente que irá falar sobre a condição de saúde do sr. J, o médico faz um monólogo, onde há pouco ou nenhum espaço para perguntas ou para que a familiar possa aos poucos absorver o que está acontecendo com o esposo. O profissional usa diversos jargões ou códigos técnicos (como Glasgow, hipotenso, expansão volêmica, DVA), o que pode dificultar o processo

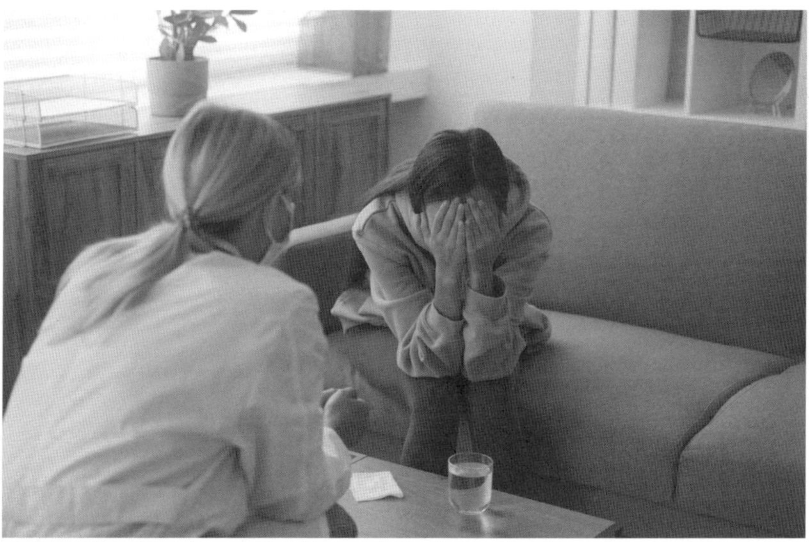

de compreensão daquele que recebe a notícia, por não ocorrer de maneira clara. É fundamental que o profissional que transmitirá a notícia saiba que a maneira como ele conduzirá esse momento terá um impacto para o restante da vida daqueles que recebem a notícia.

Modelo alternativo 3:

– Sra. R? Olá. Sou o doutor X, médico do pronto atendimento. Eu sou o responsável pelo atendimento do seu marido. Podemos conversar? Quer chamar alguém para acompanhá-la?

– Podemos sim, doutor! Estou sozinha.

– Por favor, me acompanhe. Sra. R, peço perdão por conversarmos em pé, mas acho que aqui podemos ter um pouco mais de privacidade. Podemos começar?

(Sra. R acena com a cabeça.)

– Sra. R, não sei se a senhora sabia, mas seu esposo chegou em estado bastante grave. Este pode ser um momento muito estressante, então, por favor, me interrompa se eu não estiver sendo claro.

(Sra. R acena novamente.)

– O sr. J chegou já desacordado, com muitas fraturas e com sinais de comprometimento cerebral. Observamos que a pressão dele estava muito baixa e descobrimos que era por uma lesão dentro do abdome, onde havia um sangramento bastante intenso. A senhora tem alguma pergunta até aqui?

(Pausa para verificar a compreensão. Esposa acena que não há perguntas.)

– As lesões eram muitas e muito graves. Tentamos diversos tratamentos para reverter o quadro, mas, infelizmente, o coração do seu marido parou e, mesmo tentando reanimá-lo por bastante tempo, ele não suportou e faleceu.

(Sra. R. chora e o médico se aproxima, dando alguns minutos para que ela processe as informações.)

– Sra. R, eu sinto muito. Se a senhora quiser ver o seu marido, chamar alguém ou ter algum suporte religioso, nossa equipe está aqui para auxiliá-la. Ainda temos questões burocráticas a serem resolvidas, pelo fato de seu marido ter sofrido um acidente, mas podemos conversar mais tarde. Não há urgência.

Nesse cenário alternativo, o profissional se identifica, convida a familiar para conversar sobre o paciente e tenta fazê-lo com alguma privacidade (mesmo não sendo o local ideal, mostra se importar). Ele passa as informações de maneira detalhada, com linguagem acessível e de maneira pausada, permitindo que a esposa tenha tempo de assimilar o que lhe é dito e pergunte se houver dúvidas.

Quando se trata de comunicar um falecimento no departamento de emergência, muitas vezes o profissional sai de um período prolongado de reanimação cardiopulmonar, exausto física e psiquicamente, para a seguir dar a notícia para a família. O mnemônico "GRIEV_ING" foi desenvolvido para o treinamento de emergencistas nessa situação[13].

- **G (*gather*):** una todos os membros da família presentes para dar a notícia.
- **R (*resources*):** acione o suporte de outros profissionais quando necessário (psicologia, serviço social, enfermagem, capelania...).
- **I (*identify*):** identifique-se, identifique o paciente pelo nome e identifique os conhecimentos dos familiares quanto aos eventos prévios à chegada ao hospital.
- **E (*educate*):** explique o que ocorreu após a chegada do paciente.

- **V (*verify*):** fale que o paciente morreu. Evite sentenças dúbias.
- **_ (*space*):** dê uma pausa e espaço para que os familiares absorvam a informação.
- **I (*inquire*):** pergunte se há dúvidas e responda a todas.
- **N (*nuts*):** fale sobre o processo do pós-morte (atestado, autópsia, pertences que ficaram...) e ofereça para que a família veja o falecido.
- **G (*give*):** dê a possibilidade de que tirem suas dúvidas em outro momento e permita que entrem em contato se acharem necessário.

REFERÊNCIAS BIBLIOGRÁFICAS

1. Buckman R. Breaking bad news: why is it still so difficult? Br Med J (Clin Res Ed). 1984;288(6430):1597-9.
2. Campos A, Ernest EV, Cash RE, Rivard MK, Panchal AR, Clemency BM, et al. The association of death notification and related training with burnout among emergency medical services professionals. Prehosp Emerg Care. 2021;25(4):539-48.
3. Servotte JC, Bragard I, Szyld D, Van Ngoc P, Scholtes B, Van Cauwenberge I, et al. Efficacy of a short role-play training on breaking bad news in the emergency department. West J Emerg Med. 2019;20(6):893-902.
4. Martinez FJ, Foster G, Curtis JL, Criner G, Weinmann G, Fishman A, et al. Predictors of mortality in patients with emphysema and severe airflow obstruction. Am J Respir Crit Care Med. 2006;173(12):1326-34.
5. Celli BR, Cote CG, Marin JM, Casanova C, Montes de Oca M, Mendez RA, et al. The body-mass index, airflow obstruction, dyspnea, and exercise capacity index in chronic obstructive pulmonary disease. N Engl J Med. 2004;350(10):1005-12.

6. Brasil. Conselho Federal de Medicina. Resolução nº 1.805, de 9 de novembro de 2006.
7. Quill TE, Holloway R. Time-limited trials near the end of life. JAMA. 2011;306(13):1483-4.
8. Limehouse WE, Feeser VR, Bookman KJ, Derse A. A model for emergency department end-of-life communications after acute devastating events – part II: moving from resuscitative to end-of-life or palliative treatment. Acad Emerg Med. 2012;19(11):1300-8.
9. VandeKieft GK. Breaking bad news. Am Fam Physician. 2001;64(12):1975-8.
10. Limehouse WE, Feeser VR, Bookman KJ, Derse A. A model for emergency department end-of-life communications after acute devastating events – part I: decision-making capacity, surrogates, and advance directives. Acad Emerg Med. 2012;19(9):E1068-72.
11. Baile WF, Buckman R, Lenzi R, Glober G, Beale EA, Kudelka AP. SPIKES-A six-step protocol for delivering bad news: application to the patient with cancer. Oncologist. 2000;5(4):302-11.
12. Jurkovich GJ, Pierce B, Pananen L, Rivara FP. Giving bad news: the family perspective. J Trauma. 2000;48(5):865-70; discussion 70-3.
13. Hobgood C, Harward D, Newton K, Davis W. The educational intervention "GRIEV_ING" improves the death notification skills of residents. Acad Emerg Med. 2005;12(4):296-301.

9

Encontros desafiadores e técnicas de negociação

Luiz Antônio Brito Arruda Vasconcelos
Flávia Cerize Vallerini

"Paciente com relato de sintomas gripais há 1 semana associados a palpitações e dispneia. Quando questiono se ela apresentou algum sintoma gripal, não responde e finge não me escutar. Paciente extremamente agressiva nas palavras, referindo que deseja avaliação de especialista. Solicito para examinar a paciente, e ela se recusa. Diz que não deseja mais o atendimento e segue com ameaças de processo, já que faz pagamento de plano de saúde e não apresenta o atendimento médico adequado. Paciente gravando consulta médica escondida, sem permissão da equipe médica e da enfermagem."

De maneira mais frequente do que o desejado, os encontros clínicos entre o profissional de saúde e o paciente geram desconforto ou emoções negativas para ambos, infelizmente. Por isso, muitos estudos na área caracterizam tais encontros como difíceis ou desafiadores, destacando que o problema não está apenas em uma das partes, mas na própria natureza da interação entre os dois.

Quando os profissionais de saúde são questionados sobre o que proporcionaria uma experiência desafiadora, um amplo espectro de possibilidades surge como resposta, entre elas o atendimento a um paciente rude, hostil e agressivo, ou alguém excessivamente ansioso, exigente, detalhista ou que se considere um especialista após uma rápida pesquisa na internet.

A caracterização dessa experiência como difícil, entretanto, pode ser feita de maneira objetiva, através do instrumento *10-item Difficult Doctor-Patient Relationship Questionnaire*[1], inicialmente validado para pacientes em atenção primária **(Quadro 1)**. Trata-se de um questionário com 10 perguntas pontuadas de 1 a 6, em que encontros qualificados como iguais ou superiores a 30 pontos foram caracterizados como desafiadores. Nesse estudo de Hahn e colaboradores, com 627 pacientes, a prevalência de encontros caracterizados como desafiadores foi de 15%. Na literatura, a maioria dos estudos estima uma prevalência entre 10% e 20%.

Ainda segundo o estudo de Hahn e colaboradores[1], os pacientes envolvidos nesses encontros caracterizados como difíceis apresentaram três características marcantes: elevada utilização dos serviços

QUADRO 1 Exemplos de perguntas que compõem o questionário DPPR-10 para caracterização de encontros médico-paciente difíceis. Questionário completo na referência abaixo do quadro

- O quanto o paciente é manipulador?
- O quanto é difícil comunicar-se com esse paciente?
- Quanto o cuidado desse paciente demanda do seu tempo?
- Você se vê secretamente desejando que esse paciente não retorne?
- Até que ponto você se sente frustrado por queixas vagas desse paciente?

Fonte: Hahn SR et al., 1996.[1]

de saúde, baixa satisfação com o cuidado, além de altas taxas de prevalência de diagnósticos psiquiátricos.

Hahn e colaboradores[2], por sua vez, caracterizaram de forma muito interessante como algumas apresentações clínicas aumentam de forma expressiva a chance de um encontro ser considerado desafiador **(Tabela 1)**. Isso se deve não apenas à maior associação dessas queixas com desordens psiquiátricas. Mesmo quando é feito ajuste estatístico para doenças psiquiátricas, tais queixas acabam se relacionado mais fortemente à percepção de dificuldade.

Isso provavelmente se relaciona à natureza "vaga" dessas queixas, que muitas vezes não encontram um substrato orgânico – algo que frustra o médico, que espera encontrar uma doença que explique os sintomas. Infelizmente, a formação médica clássica é centrada no diagnóstico e tratamento de doenças, e a falta de um CID muitas vezes deixa angustiadas ambas as partes envolvidas no atendimento.

A compreensão das características inerentes ao paciente que favorecem um encontro desafiador está longe de qualquer propó-

TABELA 1 Situações clínicas que aumentam a chance de um paciente participar de um encontro clínico difícil

Sintoma	*Odds ratio*
Dor epigástrica	3,1
Síncope	2,9
Insônia	2,1
Diarreia	1,8
Palpitações	1,8
Lombalgia	1,7
Tontura	1,5

sito estigmatizante. Um dos elementos fundamentais para que o profissional de saúde possa estar preparado para atender de forma adequada nessas situações é evitar o elemento surpresa. Antever potenciais situações de conflito é o substrato de diversas estratégias preventivas de escalonamento em encontros desafiadores.

Muitos podem estar se perguntando o porquê de um capítulo de negociação estar em um manual de habilidades de comunicação para profissionais da saúde. Talvez alguns já tenham entendido que a vida é negociação, e a maioria das interações que temos em nossas vidas, seja no trabalho, em casa ou em qualquer ambiente social, é de negociações que se resumem a responder nossa mente animal, rápida, instintiva e emocional: o "eu quero"[3].

Nesse sentido, é importante compreender alguns mecanismos que pacientes e médicos usam no julgamento e na tomada de decisão. Kahneman[4], psicólogo ganhador do prêmio Nobel de economia por seus trabalhos sobre economia comportamental, descreve dois sistemas na mente: O sistema 1, que opera de forma rápida e automática, com pouco ou nenhum esforço e nenhuma percepção de controle voluntário; e o sistema 2, que aloca atenção às atividades mentais mais trabalhosas que o requisitam, sendo mais lento, deliberativo e lógico. Este último também está associado à experiência subjetiva de atividade, escolha e concentração.

Em interações com pacientes disruptivos, uma habilidade essencial é conhecer como "desligar" o sistema 1 do indivíduo – por exemplo, pela maneira como você formula suas perguntas na anamnese e como apresenta suas afirmações – e "despertar" a racionalidade do sistema 2. Isso aumenta as chances de construir um consenso antes mesmo de um conflito chegar a ser resolvido. Para isso, entretanto, é preciso ter ferramentas para captar, entender e guiar o suporte emocional.

Grande parte do conteúdo deste capítulo é inspirado no livro *Negocie como se sua vida dependesse disso*, de Chris Voss, mas trazida para a realidade da área da saúde e seus desafios. Em seu livro, Voss mostra – tanto por meio de sua experiência quanto de vários estudos – que não há como separar as pessoas dos problemas. É por isso que, em vez de tentar deixar as emoções de lado, é necessário identificá-las e influenciá-las. É possível, portanto, pensar em sugestões de como conduzir seus pacientes com segurança e os direcionar até os melhores cuidados e desfechos:

- Esteja sempre preparado para possíveis surpresas.
- Envolva-se no processo com a mente aberta, evitando suposições que ancoram e exercitando hipóteses que possam guiar.
- Não conseguimos processar muitas informações ao mesmo tempo[5]. As vozes da mente podem sobrecarregar e levar a uma escuta seletiva, buscando argumentos para dar consistência às suposições e não uma busca pela verdade. Silencie suas vozes internas focando no paciente.
- Atente-se ao tom de voz. Uma voz suave, tranquilizadora e até com um sorriso torna as conversas mais fluidas. Quando se irradiam cordialidade e positividade, as pessoas tendem a colaborar e resolver problemas[3,6].
- Espelhe. As pessoas evitam o diferente e se sentem atraídas pelo semelhante. Esse espelhamento pode acontecer por meio de linguagem corporal, verbal, padrões. Mas concentre-se nas palavras (repetir as 3 últimas palavras ou a principal).

  Exemplo:

  "Meu **filho** está com **febre** desde **sábado**."

  "Seu **filho** está com **febre** há 2 dias, certo? E qual a temperatura e o intervalo entre elas desde seu início no **sábado**?"
- Deixe o silêncio se estabelecer. Um período mínimo de 4 segundos para que o espelho funcione e traga clareza.

Exemplo:

"Ela não come e não bebe **nada** há 2 dias."

"Desculpe, então você está dizendo que em 2 dias ela não comeu **nada** e não aceitou **nada** líquido?" (lembrando de fazer uma inflexão para baixo, para não parecer agressivo ou desconfiado, o que o levaria ao polo oposto que você pretende, que é o de deixá-lo seguro para falar o que está acontecendo).

"Não, doutor, **nada**, está só aceitando o peito."

Dessa forma, a pessoa entende seu respeito e preocupação e ela vai procurar reformular o que disse e provavelmente trará a informação diferente do que a primeira afirmativa, tentando esclarecer o que quis dizer.

Uma vez que uma situação tensa tenha se estabelecido, essas ferramentas básicas devem continuar sendo utilizadas, mas devemos buscar manter o autocontrole e agir com lucidez. Considere que, quando as pessoas se envolvem emocionalmente, ocorre um comprometimento na capacidade de se comunicar. Com a maturidade, espera-se que as pessoas consigam identificar as emoções envolvidas, inclusive as próprias. Na existência de um conflito, precisamos atuar com empatia e exercitar uma escuta ativa para que a outra parte possa falar. É o melhor caminho para tornar evidentes os problemas a serem resolvidos. Sugestões para essa etapa do processo:

- Rotule situações ou condutas, procurando nomeá-las com clareza. Empatia tática é conseguir entender a mentalidade e os sentimentos, mas também captar o que está por trás desses sentimentos, vencendo as barreiras emocionais.

Exemplo: você acaba de dar as orientações de coleta de exames e medicações endovenosas ao paciente e percebe, através da linguagem não verbal, que ele não está satisfeito com a conduta:

"Parece que o senhor está hesitante quanto a essa conduta. Existe algo na minha conduta que não tenha atendido às suas expectativas?"

"Na verdade, estou com muita pressa e não consigo ficar. Será que existe outra forma de seguirmos com o tratamento?"

Ou permanece em silêncio, podendo tentar nova abordagem.

"A impressão é que talvez o senhor queira que eu fale com seu titular, que já o conhece, para se sentir mais seguro."

"Por favor, era exatamente isso que eu queria."

Ou, ainda:

"Imagine, doutor, eu confio no senhor, é que eu tenho medo de injeção."

Ao rotular, evite usar "eu", "eu sinto", "eu acho", "eu penso", pois isso pode levar a parecer que você está mais interessado em si mesmo do que na outra pessoa e o faz assumir a responsabilidade pelas palavras que virão. Com uma construção mais impessoal ("parece que", "a impressão é que"), existe a possibilidade de você recuar caso a pessoa não goste do rótulo:

"Eu não falei que é isso, eu disse que parecia isso. Desculpe-me se tive a impressão errada."

A rotulagem é muito útil para atenuar confrontos onde há raiva porque dissipa a negatividade, fazendo a pessoa admitir seus sentimentos em vez de manter atitudes impulsivas.

Exemplo: um médico recebe o paciente em seu consultório, já de início, extremamente insatisfeito com a demora:

"Desculpe-me pela demora, o volume de pacientes está extremamente alto/estava com um paciente muito grave." (As pessoas gostam de um motivo para o que fazem[7], nesse caso um motivo para desculpar). "Imagino que não seja isso que o senhor esperava desse hospital, mas agora vai ser um grande prazer mudar essa impressão."

Estudos apontam que a melhor maneira de lidar com a negatividade é acompanhá-la sem julgamentos. E, em seguida, rotular o negativo e transformá-lo em positivo já em busca de uma solução, como no exemplo anterior.

Ainda dentro de rotular, faça uma auditoria de acusação. Trata-se de um processo para desarmar o interlocutor, no qual você começa listando o que imagina que ele poderia dizer sobre o que está acontecendo.

Por exemplo:

Você já deve ter passado por um centro de simulação realística em que o instrutor pede um voluntário e ninguém se dispõe a enfrentar o desafio. Então, sabiamente, ele fala:

"Vai ser terrível, mas o voluntário vai aproveitar essa dinâmica mais do que qualquer um."

Sem negar a negatividade, mas também sem validá-la, você rotula o medo do grupo, acalma os integrantes e viabiliza algo menos ruim.

Outro exemplo:

Uma família não concorda com a internação do pai após passar horas no pronto atendimento para ter condições de alta:

"Nós entendemos que fizemos todo o possível dentro do nosso setor para que ele tivesse condições de alta. Podemos sentir que parece injusto para vocês a indicação de internação nesse momento e que, desde que chegaram, houve uma mudança significativa nas expectativas. Nós reconhecemos que vocês acreditam que essa alta foi prometida a vocês. E parece que vocês têm uma ótima compreensão de como conduzir a saúde do seu pai. Vocês conseguem imaginar **como** podemos garantir a qualidade e a segurança da saúde dele sem a internação?"

Lembrando que essas pessoas querem ser reconhecidas, entendidas e prezadas. Então, busque reforçar e estimular percepções e dinâmicas positivas.

- Comece pelo **não**. Segundo Jim Camp[8], em certas ocasiões, deve-se buscar o "não" do seu interlocutor desde o início da negociação, dando-lhe o "direito ao veto", tornando o ambiente mais favorável a uma comunicação efetiva e derrubando barreiras. No exemplo anterior:

  "Vocês gostariam que ele fosse para casa da mesma forma como chegou a esta UPA? Vocês gostariam que ele piorasse enquanto estivesse em casa com vocês?"

Às vezes, a única forma de envolver essa família ou seu paciente na discussão é levando-o a dizer um "não". Persuasão muitas vezes é um processo sutil que consiste em convencer o outro de que a decisão partiu dele. Persuasão muitas vezes é dar o controle ao outro.

- Faça perguntas calibradas.

Evite perguntas que levem a respostas simples como "sim" ou "não", exceto de forma consciente, como no exemplo anterior, em que você busca o "não". Geralmente, fazer perguntas com os verbos "poder" e "ser" levam a essas questões fechadas – que, além de não levarem os pacientes a pensar, criam uma sensação de reciprocidade, fazendo com que eles esperem algo de você. Evite também o "por quê?", que pode soar como acusação a depender do contexto.

Por outro lado, perguntas com "como" e "o que" induzem os pacientes a compartilharem seus pensamentos, desejos e medos. Também favorecem a impressão de controle e a segurança para poderem falar e revelar detalhes importantes:

"O que importa para você? Como posso te ajudar? Como devo fazer isso?"

Por fim, o foco deve estar todo no paciente e em seus familiares. O confronto agressivo não é uma boa alternativa. Ao contrário, pode-se dizer que atrapalha uma negociação construtiva. A vida moderna, com todos os seus avanços tecnológicos, tem nos conduzido cada vez mais a uma sobrecarga cognitiva, levando nossas tomadas de decisão por atalhos. Os profissionais que souberem influenciar esse processo mental, sempre com a preocupação de manter o caráter benéfico dessas ferramentas e com a finalidade de promover o melhor a seus pacientes, com certeza terão mais chances de obter sucesso.

REFERÊNCIAS BIBLIOGRÁFICAS

1. Hahn SR, Kroenke K, Spitzer RL, Brody D, Williams JB, Linzer M, et al. The difficult patient: prevalence, psychopathology, and functional impairment. J Gen Intern Med. 1996;11(1):1-8.
2. Hahn SR. Physical symptoms and physician-experienced difficulty in the physician-patient relationship. Ann Intern Med. 2001;134(9 Pt 2):897-904.
3. Voss C, Raz T. Negocie como se sua vida dependesse disso. Rio de Janeiro: Sextante; 2019.
4. Kahneman D. Rápido e devagar: duas formas de pensar. Rio de Janeiro: Objetiva; 2012.
5. Miller GA. The magical number seven, plus or minus two: some limits on our capacity for processing information. Psychol Rev. 1956;63(2):81-97.
6. Achor S. O jeito Harvard de ser feliz. São Paulo: Benvirá; 2012.
7. Cialdini RB. As armas da persuasão 2.0. Rio de Janeiro: Harper Collins; 2022.
8. Camp J. Start with no: the negotiation tools that the pros don't want you to know. Nova Iorque: Crown Business; 2002.

10

Explicações e planejamento da consulta

João Roberto Resende Fernandes

INTRODUÇÃO

Um bom relacionamento entre o médico e o paciente é a principal base para o sucesso de uma consulta médica. Nesse cenário, a comunicação é o alicerce para o desenvolvimento de uma boa troca e um desfecho efetivo, em que todos os envolvidos entendam sobre o problema, estejam de acordo com as decisões tomadas e sintam que suas necessidades estão sendo entendidas. Falhas na comunicação levam ao insucesso terapêutico e são grandes obstáculos para a construção de um bom ambiente de troca.

Com os avanços da tecnologia da saúde, tivemos um aumento nos diagnósticos e tratamentos médicos, o que trouxe ainda mais complexidade para a relação entre médico e paciente – fato bem evidenciado durante a consulta[1,2].

As habilidades de comunicação estão diretamente relacionadas com a melhora dos desfechos no cuidado à saúde e na consulta médica, tendo impacto na adesão ao tratamento, na relação entre médicos e pacientes e na satisfação de ambos[3]. Seu uso aumenta a potência das consultas[4] e a chance de descobrir os reais motivos que trouxeram o paciente para ela[5], proporcionando a possibilidade de tornar esse espaço de encontro mais resolutivo.

O uso apropriado da linguagem verbal e não verbal favorece a criação da empatia, do vínculo longitudinal, do entendimento das necessidades dos usuários, a diminuição dos erros de diagnóstico e problemas médico-legais, gera melhores resultados e menores custos para o sistema de saúde, além de facilitar a construção de um plano compartilhado de cuidado[6-9].

A elaboração de um plano conjunto de manejo dos problemas de saúde do paciente é uma das metas centrais do método clínico centrado na pessoa. Esta envolve um consenso que trate os problemas médicos, atinja as metas de saúde do paciente e reflita suas necessidades. Tais fatos são conquistados apenas se forem explorados a experiência de saúde e de doença da pessoa e, concomitantemente, os sinais e sintomas da doença[10].

Osler nos ensina: "escute o que a pessoa está lhe dizendo, ela está lhe dando o diagnóstico"[11]. Buscar entender os sintomas preocupantes e suas explicações é uma resposta humana fundamental à experiência com a doença. Geralmente, antes da ajuda médica, os pacientes já formaram uma ideia sobre os problemas – consultaram amigos, familiares, internet etc. –, na tentativa de construir um conhecimento sobre o fato. Por isso, durante o atendimento, deve-se sempre levar em consideração a individualidade da pessoa, sua família, o ambiente em que ela vive e outros relacionamentos importantes. Isso tudo com confiança, empatia e respeito mútuos.

A elaboração das metas do tratamento não deve ser definida apenas no final da consulta médica, após toda a informação ter sido obtida e organizada pelo profissional. Aconselha-se, em primeiro lugar, definir o problema; segundo, estabelecer as metas e prioridades do tratamento; depois disso, identificar os papéis a serem assumidos pela pessoa e pelo médico. As expectativas e os sentimentos do profissional de saúde devem ser incluídos[10].

É consenso na literatura que as pessoas devem ser mais bem informadas a respeito de sua condição médica, tendo a oportunidade de escolher e ver sua escolha considerada em todas as decisões em relação aos seus cuidados de saúde[10,12]. Entretanto, caso o médico pergunte sobre as perspectivas da pessoa de forma precoce, isso pode gerar no paciente um sentimento de que o profissional não sabe o que está acontecendo e até mesmo de estar evitando a responsabilidade de fazer um diagnóstico. Deve-se engajar o paciente de forma ativa e perguntar-lhe explicitamente sobre suas expectativas. Frases como "Estou realmente interessado em seu ponto de vista, especialmente porque é você quem vai ter que viver com a nossa decisão sobre esse tratamento", ou "Você vê alguma dificuldade em seguir esse tratamento? Há algo que possamos fazer para que esse plano de tratamento seja mais fácil de seguir? Você precisa de mais tempo para pensar a respeito disso? Gostaria de conversar com alguma outra pessoa sobre esse tratamento?" são bons exemplos, criando um ambiente mais favorável para a pessoa expressar suas ideias e discordâncias em relação às recomendações médicas[10].

Ao definir planos, há de se aproveitar a oportunidade para a promoção da saúde e a prevenção. Para mudar comportamentos, as pessoas precisam estar dispostas a mudar, saber como fazê-lo e ter os recursos ambientais e o apoio social necessários para a mudança[10]. Os estágios onde se encontra a fase da mudança[13,14], descritos a seguir, são um passo útil para a elaboração de um plano conjunto de manejo dos problemas.

Em cada estágio as pessoas pensam e vivenciam a mudança de forma diferente, precisando de ajudas distintas, conforme a fase em que se encontram. Estratégias variam com a pessoa e o momento, as circunstâncias, os estágios da doença e a presença ou ausência de comportamentos de risco à saúde[10]. Também por isso, quando se

QUADRO 1 Estágios da fase da mudança

Pré-contemplação	Não há pensamento sobre a mudança ou ainda não foi decidido mudar
Contemplação	Há pensamento sobre a mudança, mas ainda não ocorre por forte ambivalência
Preparação	Decide mudar e se movimenta para isso
Ação	Estágio inicial do novo comportamento, mas vulnerável a recaídas
Manutenção	À vontade com a mudança, mas ainda precisa se esforçar para mantê-la
Identificação	A pessoa se vê mudada

elabora um plano conjunto considerando a participação da pessoa no processo de tomada de decisão, isso não implica necessariamente que ela assumirá um papel ativo. O nível de participação pode flutuar dependendo de sua capacidade emocional e física. Há quem esteja doente e sobrecarregado demais para participar ativamente do tratamento, e há quem ache isso muito completo e confuso, deixando a cargo do médico e equipe de saúde[10].

O plano conjunto de manejo dos problemas exige entendimento e concordância mútuos - médico e paciente - sobre a natureza dos problemas, metas e prioridades do tratamento, assim como o papel de cada um. Há de se lembrar que muitas vezes há visões divergentes em cada um desses tópicos, e o encontro da solução satisfatória não é uma questão de barganha ou negociação, e sim de planejamento, sempre com respeito[10].

As diretrizes curriculares do Curso de Graduação em Medicina Brasileira destacam a habilidade em comunicação como uma das bases da formação do graduando[15]. Entretanto, até o momento, não dispomos de um instrumento nacional sobre o assunto, e seu estu-

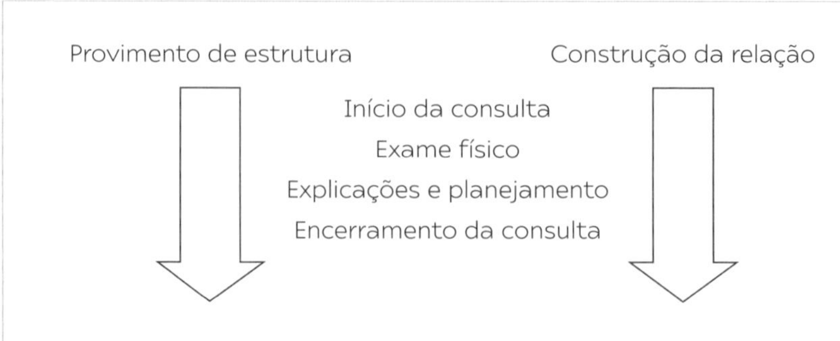

FIGURA 1 Quadro básico com o fluxo de tarefas da entrevista médica na prática clínica de acordo com o *Guia Calgary de Cambridge para o processo de comunicação e entrevista médica*

Fonte: Kurtz S et al., 2003.[16]

do se dá de forma heterogênea em nosso território. Guias internacionais são usados para essa finalidade.

A base principal para a escrita deste capítulo foi o *Guia Calgary de Cambridge para o processo de comunicação e entrevista médica*[16]. Nesse guia, o espaço da consulta médica é dividido em cinco tarefas sequenciais – início da consulta, coleta de informações, exame físico, explicações e planejamento, encerramento da consulta – e duas longitudinais – provimento de estrutura e construção da relação.

Há outros exemplos de diretrizes também muito utilizados, algumas das quais resumidas a seguir.

- **A consulta em 7 passos[17]:** divide a consulta em três fases e em sete passos dentro dessas fases.

1. Fase inicial	Preparação e primeiros minutos da consulta
2. Fase intermediária	Exploração, avaliação e planejamento
3. Fase inicial	Encerramento e reflexão final

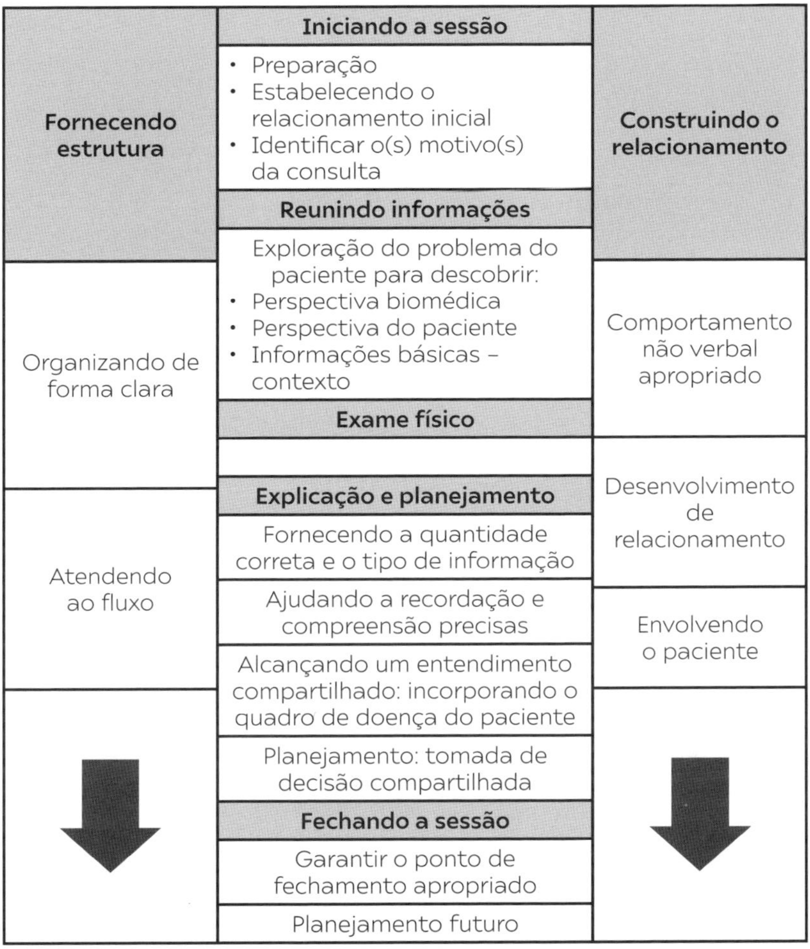
Fornecendo estrutura
Iniciando a sessão
• Preparação
• Estabelecendo o relacionamento inicial
• Identificar o(s) motivo(s) da consulta
Construindo o relacionamento
Reunindo informações
Exploração do problema do paciente para descobrir:
• Perspectiva biomédica
• Perspectiva do paciente
• Informações básicas – contexto
Organizando de forma clara
Comportamento não verbal apropriado
Exame físico
Explicação e planejamento
Desenvolvimento de relacionamento
Fornecendo a quantidade correta e o tipo de informação
Atendendo ao fluxo
Ajudando a recordação e compreensão precisas
Envolvendo o paciente
Alcançando um entendimento compartilhado: incorporando o quadro de doença do paciente
Planejamento: tomada de decisão compartilhada
Fechando a sessão
Garantir o ponto de fechamento apropriado
Planejamento futuro

FIGURA 2 Quadro expandido com os objetivos a serem alcançados nas tarefas da entrevista médica de acordo com o *Guia Calgary de Cambridge para o processo de comunicação e entrevista médica*

Fonte: Kurtz S et al., 2003.[16]

- **MAAS Global 2000[18]:** validada para ensino na graduação, residência médica e educação profissional continuada, divide a avaliação da consulta em 17 itens, subdivididos em três seções: habilidades de comunicação para cada fase separada; habilidades de comunicação gerais e aspectos médicos; e uma parte subsequente para outros *feedbacks*.

- **SEGUE[19]:** divide a consulta em cinco partes, conforme o acrônimo "SEGUE": arrumar o espaço (*set the stage*), extrair informação (*elicit information*), dar informação (*give information*), entender a perspectiva do paciente (*understand the patient's perspective*) e terminar o encontro (*end the encounter*), bem como uma última parte, caso seja sugerido um novo plano ou modificado algum plano de tratamento ou prevenção.

S	*Set the stage*
E	*Elicit information*
G	*Give information*
U	*Understand the patient's perspective*
E	*End the encounter*

Dos quatro guias citados, somente o *Calgary-Cambridge* tem como tarefa específica o provimento de estrutura para a consulta. Todos eles foram pensados para facilitar o ensino das habilidades de comunicação nos diversos momentos do ensino médico.

INICIANDO A SESSÃO

Estabelecendo o contato inicial

Por mais óbvio que possa parecer, é de suma importância que o médico inicie a consulta com cumprimentos cordiais e a oportunidade do paciente de se apresentar e dizer seu nome. Após isso, cabe ao médico dizer seu nome, sua especialidade e anunciar o objetivo e a natureza da consulta. Quando necessário, deve-se obter consentimento. Respeito e interesse devem sempre ser demonstrados, de forma que o paciente se mostre confortável durante a consulta.

Identificando as razões para a consulta

É importante definir os problemas que acometem o paciente ou a razão da procura por consulta médica. Sugere-se o uso de frases abertas, nas quais as respostas direcionam o rumo da consulta médica e o foco do atendimento. São exemplos: "Qual o problema que o traz à consulta?" ou "Quais os motivos que o trazem à consulta médica?" ou "O que está acontecendo com o senhor?".

Deve-se dar atenção à declaração inicial do paciente, evitando ao máximo interrupções ou palavras que alterem o curso natural do diálogo que ali se estabelece. Sempre que possível, deve-se dar ênfase às principais queixas, o que estimula a revelação de outros problemas.

Uma excelente estratégia é a negociação da agenda, definindo com o paciente as necessidades que deverão ser abordadas naquela consulta e aquelas que poderão ser avaliadas em um segundo momento.

REUNINDO AS INFORMAÇÕES

Explorando os problemas do paciente

O paciente deve ser estimulado a contar seus problemas, em suas próprias palavras, do início do quadro até o momento da consulta. Inicialmente, deve-se dar preferência por questões abertas e, conforme possível, mudar para um questionamento com questões mais fechadas, evitando sempre dirigir as respostas. Deve-se ouvir com atenção, permitindo que o paciente termine suas declarações sem interrupção e com tempo para a reflexão das perguntas dirigidas.

Facilitadores verbais e não verbais – encorajamento, silêncio atencioso, repetição, interpretação do que é dito e o parafraseamento – são sempre muito bem-vindos. Associadas a isso, a comunicação verbal e a não verbal – fala, expressão facial, linguagem corporal – devem ser sempre motivo de atenção.

Declarações do paciente que necessitam de maior clareza e detalhamento devem ser enfatizadas e revistas. A técnica de realizar resumos sobre o que já foi dito ajuda substancialmente nesse processo. Uma cronologia dos eventos também se mostra importante. É imprescindível o uso de uma linguagem clara, concisa, inteligível. Jargões devem sempre ser evitados.

Habilidades adicionais para o entendimento do ponto de vista do paciente

Apropriadamente, devem-se sempre explorar as ideias do paciente, suas causas e crenças. A identificação das preocupações em relação aos problemas, suas expectativas, objetivos e efeitos observados como consequência de tais eventos devem ser valorizados.

PROVIDENCIANDO ESTRUTURA PARA A CONSULTA

Organize de forma clara

Resumos devem ser feitos a fim de confirmar o entendimento do quadro antes de passar para um novo tema, assim como informar a mudança de tópico quando esta ocorre e explicar o objetivo ao paciente.

Preste atenção ao fluxo

É importante sempre manter uma sequência lógica na entrevista, dando atenção ao tempo e ao foco.

CONSTRUINDO O RELACIONAMENTO

Usando comportamentos não verbais apropriados

Alguns exemplos de comportamentos não verbais apropriados são: contato visual, expressão facial, postura, movimentos, posição, elementos vocais (volume, entonação, velocidade etc.).

Quando necessária a escrita de notas, é muito importante o cuidado para não interferir com o diálogo, com o fluxo de informações ou com a relação que ali se estabelece. Quando possível, as informações obtidas devem ser transcritas na folha do prontuário ou no computador.

Desenvolvendo a relação

A aceitação da legitimidade da visão e sentimentos do paciente deve estar presente, evitando qualquer julgamento. É importante, além de reconhecer abertamente as visões e os sentimentos do paciente, propiciar suporte, expressar preocupação, entendimento, disposição para ajudar e apoiar os esforços para o autocuidado e para lidar com assuntos delicados e perturbadores. O fato de compartilhar pensamentos encoraja o envolvimento mútuo.

Ao realizar o exame físico, explique e peça permissão. Determinadas etapas do exame podem não estar diretamente ligadas à queixa inicial do paciente, o que deve ser pontuado.

EXPLICAÇÕES E PLANEJAMENTO

Providenciando a quantidade e o tipo corretos de informação

Objetivos:

- Oferecer informações compreensíveis e apropriadas.
- Avaliar as necessidades individuais de informação do paciente.
- Não restringir e não sobrecarregar.

As informações devem ser fornecidas em quantidades assimiláveis, sempre conferindo o entendimento. As respostas do paciente servem como guia para o seu procedimento.

Deve-se avaliar o ponto de partida do paciente: saber o conhecimento prévio dele sobre o quadro antes de fornecer a informação e avaliar a extensão de seus desejos pelas informações são boas estratégias. Informações como etiologia e prognóstico não são sempre úteis para o paciente.

Ajudando a lembrança acurada e o entendimento

Objetivo: facilitar o entendimento e a lembrança da informação pelo paciente.

A organização das explicações em uma sequência lógica, empregando uma categorização ou sinalização explícita ("Temos três pontos que gostaria de discutir. Primeiro..."; "Agora, vamos falar sobre..."), são boas estratégias para ajudar sobre a lembrança acurada e o entendimento. Resumos e repetições servem para reforçar a informação, assim como métodos visuais como diagramas, modelos, panfletos. Pedir ao paciente que repita em suas palavras o que foi dito ajuda a confirmar seu entendimento.

Atingindo um entendimento compartilhado

Objetivos:

- Providenciar explicações e planos relacionados com a perspectiva do paciente.
- Conhecer os sentimentos e pensamentos do paciente a respeito das informações fornecidas.
- Favorecer a interação no lugar da transmissão de mão única.

É muito importante relacionar as explicações com a perspectiva do paciente: em relação às ideias, preocupações e expectativas prévias. Ao fazer perguntas, procure esclarecimentos e expresse dúvidas. Os sinais verbais e não verbais devem ser identificados pelo profissional e também respondidos.

Planejamento: tomada de decisão compartilhada

Objetivos: permitir que o paciente entenda o processo de tomada de decisão, tenha como se envolver até o nível em que deseje e aumente o comprometimento com os planos feitos.

O paciente deve compartilhar as próprias ideias, os pensamentos e dilemas quando apropriados. Isso o faz se sentir envolvido. Sugestões e escolhas no lugar de diretivas devem ser encorajadas, explorando as opções de gerenciamento. Entretanto, é necessário identificar o nível de envolvimento que o paciente deseja no processo de decisão.

O médico deve sinalizar sua visão do quadro e suas preferências com relação às decisões disponíveis, negociando um plano aceitável para ambos.

CONCLUINDO A SESSÃO

Planejamento futuro

Ao concluir a sessão, é necessário definir com o paciente os próximos passos. Devem-se alinhar os possíveis resultados inesperados e, caso os planos não funcionarem, quando, onde e como o indivíduo poderá ter suporte.

Reforçando os pontos necessários para o fechamento

De forma sucinta, é hora de revisar a sessão e o plano de cuidados. Antes de finalizar, é importante confirmar que o paciente está de acordo e confortável com as decisões.

OPÇÕES DE EXPLICAÇÃO E PLANEJAMENTO

Discutindo as investigações e os procedimentos

As informações a respeito dos procedimentos devem ser claras, assim como o que o paciente pode sentir e como ele será informado dos resultados. Correlacionar os procedimentos ao plano de tratamento, aos objetivos e valores. Abordar sempre os possíveis resultados negativos e as ansiedades.

Discutindo opiniões e o significado de problemas

Opinar sobre os fatos, nomear quando possível e esclarecer racionalmente – causa, resultados esperados e suas consequências em curto e longo prazo – são os pontos-chave desse período da consulta. O paciente sempre deve ser encorajado a revelar suas crenças, reações, preocupações e opiniões, as quais devem sempre ser consideradas.

Negociando planos de ação

É sempre crucial a discussão das opções (ações, investigação, medicação ou cirurgia, tratamentos alternativos – fisioterapia, próteses, aconselhamento – medidas preventivas). Todas as informações a respeito das ações ou dos tratamentos oferecidos devem ser providenciadas: etapas, funcionamento, benefícios, vantagens e efeitos colaterais.

Lembre-se sempre de obter, aceitar e valorizar a opinião do paciente a respeito das ações, dos benefícios percebidos, das barreiras e da motivação. Definir, quando necessário, a opinião alternativa. O paciente deve ser estimulado a externar suas preocupações e reações a respeito do planejamento e do tratamento.

Deve-se sempre levar em consideração o estilo de vida do paciente, sua cultura, seus *hobbies* e suas crenças. Tais características, quando possível, devem ser implementadas no plano de cuidado, o que estimula a pessoa a assumir responsabilidade e se tornar mais autoconfiante.

Por fim, questione o sistema de suporte ao paciente e tente com ele encontrar alternativas plausíveis para eventuais deficiências.

CONSIDERAÇÕES FINAIS

A comunicação adequada e a inclusão do paciente na discussão do processo de esclarecimento da doença e no plano terapêutico são fundamentais para o sucesso destes. Cabe ao médico dar informações e a sua opinião, sempre com as ideias e os desejos do paciente como eixo, para assim construírem juntos as bases do cuidado.

REFERÊNCIAS BIBLIOGRÁFICAS

1. Salles AA. Transformações na relação médico-paciente na era da informatização. Rev. Bioét. 2010;18(1):49-60.
2. Guerra J, Nepomuceno M. O ensino da comunicação empática na graduação em medicina em uma faculdade pernambucana. Revista de Educação da Universidade Federal do Vale do São Francisco. 2020;10(21):120-47.
3. Campos CFC, Rios IC. Qual guia de comunicação na consulta médica é o mais adequado para o ensino de habilidades comunicacionais na atenção primária à saúde brasileira?. Rev Bras Educ Med. 2018;42(3):108-18.
4. Rider EA, Keefer CH. Communication skills competencies: definitions and a teaching toolbox. Med Educ. 2006;40(7):624-9.
5. Langewitz W, Denz M, Keller A, Kiss A, Ruttimann S, Wossmer B. Spontaneous talking time at start of consultation in outpatient clinic: cohort study. BMJ. 2002;325(7366):682-3.
6. Silva WOC, Carvalho MP, Fassa MEG, Facchin LA, Fassa AG. Habilidades de comunicação clínica dos preceptores de medicina de família e comunidade em Florianópolis, Santa Catarina, Brasil. Rev Bras Med Fam Comunidade. 2020;15(42):2673.
7. Moore P, Gómez G, Kurtz S, Vargas A. La comunicación médico-paciente: ¿Cuáles son las habilidades efectivas?. Rev Méd Chile. 2010;138(8):1047-54.
8. Kurtz S, Draper J, Silverman J. Teaching and learning communication skills in medicine. 2. ed. Oxford: Radcliffe Publishing; 2005.
9. Maguire P, Pitceathly C. Key communication skills and how to acquire them. BMJ. 2002;325(7366):697-700.

10. Stewart M, Brown JB, Weston WW, McWhinney IR, McWilliam CL, Freeman TR, et al. Medicina centrada na pessoa: transformando o método clínico. 3. ed. Porto Alegre: Artmed; 2017.
11. Osler W. Aequanimitas with other addresses to medical students, nurses and practitioners of medicine. 3. ed. Londres: The Blakiston Division, McGraw-Hill Book Company; 1932.
12. Levinson W, Kao A, Kuby A, Thisted RA. Not all patients want to participate in decision making: a national study of public preferences. J Gen Intern Med. 2005;20(6):531-5.
13. Prochaska JO. Decision making in the transtheoretical model of behavior change. Med Decis Making. 2008;28(6):845-9.
14. Prochaska JO, DiClemente CC. The transtheoretical approach: crossing traditional boundaries of therapy. Homewood: Dow/Jones Irwin; 1984.
15. Brasil. Ministério da Educação. Resolução nº 3, de 20 de junho de 2014. Institui Diretrizes Curriculares Nacionais do Curso de Graduação em Medicina e dá outras providências. Brasília, DF: Diário Oficial da União; 2014.
16. Kurtz S, Silverman J, Benson J, Draper J. Marrying content and process in clinical method teaching: enhancing the Calgary-Cambridge guides. Acad Med. 2003;78(8):802-9.
17. Ramos V. A consulta em 7 passos: Execução e análise crítica de consultas em medicina geral e familiar. Lisboa: VFBM Comunicação; 2008.
18. Van Thiel J, Ram P, Van Dalen J. MAAS-Global manual. Maastricht University; 2000.
19. Makoul G. The SEGUE Framework for teaching and assessing communication skills. Patient Educ Couns. 2001;45(1):23-34.

11

Alta hospitalar

Danilo Yamamoto Nanbu

"Eu faço parte do grupo de risco para gripe e não me senti segura com as informações que recebi do médico que me atendeu. E mais: no resumo do atendimento que recebi por escrito, não havia nenhuma informação em relação ao teste para covid-19 que realizei. Além de postergar a entrega do resultado, não recebemos orientações sobre o que fazer nesse período; estou confinada há cinco dias..."

Houve uma época na história da Medicina que a dinâmica da relação médico-paciente era vertical: o médico tomava as decisões e os pacientes as recebiam passivamente. Era uma visão que não incluía os pacientes na tomada de decisões de sua própria saúde. Ao longo do tempo, esse paradigma foi mudando para uma abordagem mais colaborativa e personalizada. Uma revisão sistemática demonstrou um aumento progressivo nas últimas décadas de pacientes que preferem participar ativamente da tomada de decisão sobre seu tratamento, sendo estimado que 71% dos pacientes assim o preferem[1]. Nessa tendência, a alta hospitalar é uma oportunidade única de compartilhar informações, preocupações e orientações entre os profissionais da saúde e o paciente.

Contudo, é justamente o momento da alta hospitalar em que temos médico e paciente mais cansados, com a ansiedade deste em ir para casa depois da jornada hospitalar, além de ser o momento em que os profissionais consideram que já cumpriram seu papel e só precisam "liberar" o paciente.

Imagine a seguinte situação: você já está encerrando sua consulta, dando (o que você acha ser) as últimas orientações para a alta, e o paciente introduz uma queixa completamente nova e sem relação à queixa inicial. Ou o paciente faz uma pergunta que o faz temer: será que ele entendeu alguma coisa do que falei até agora? Situações como essas levam facilmente à frustração e a conflitos com o paciente, além de insegurança para ambos.

RISCOS DE UMA COMUNICAÇÃO INEFICIENTE NA ALTA HOSPITALAR

Muitas vezes as informações de alta são dadas de forma apressada, e os pacientes frequentemente não entendem aspectos importantes de sua alta, particularmente sobre seu tratamento farmacológico[2].

Um estudo realizado em um hospital escola de Nova Iorque demonstrou que, dos pacientes que receberam alta hospitalar, menos de metade conseguiu listar seus diagnósticos, o nome das medicações que lhes foram prescritas (nome comercial ou genérico), seus efeitos desejados ou efeitos colaterais mais comuns[3]. Interessante observar que, para eliminar fatores paciente-dependentes, foram excluídos pacientes desorientados em pessoa/tempo/espaço, os que não falavam fluentemente inglês e aqueles que não foram capazes de relatar detalhes importantes de sua internação.

Outras evidências sugerem que pacientes que têm baixa compreensão das instruções de alta hospitalar apresentam também maiores taxas de procura ao pronto atendimento, maiores taxas de internação hospitalar[4] e são mais sujeitos a erros médicos[5], o principal deles ligado a erros medicamentosos[6].

ERROS MAIS COMUNS NA ALTA HOSPITALAR

Conhecendo os riscos de uma comunicação ineficiente ao paciente, Silverman (2016) elencou os erros mais comuns de comunicação na alta hospitalar[7]:

1. Informações insuficientes dadas pelo médico, não atendendo às necessidades do paciente.
2. Omissão de elementos-chaves de informação.
3. Uso de linguagem que o paciente não consegue compreender.
4. Não usar técnicas que permitam ao paciente lembrar e entender as orientações dadas pelo médico.
5. Falta de envolvimento personalizado do paciente nas tomadas de decisão.

ESTRATÉGIAS DE COMUNICAÇÃO PARA ALTA HOSPITALAR

Estudo da Universidade de Brown com pacientes ambulatoriais sugere que os pacientes se recordam de apenas 49% das decisões e recomendações dadas em consulta médica[8]. Em ambiente de pronto atendimento, essa taxa é ainda menor.

Descreveremos a seguir algumas estratégias de fechamento de uma consulta em pronto atendimento para que o profissional da saúde consiga administrar seu tempo de consulta, garantir o entendimento do paciente sobre sua condição e plano terapêutico, incluí-lo no cuidado e garantir sua segurança após a alta.

Conteúdo das informações

Busque sempre dar a quantidade certa de informações no encontro: nem a mais, sob o risco de os pacientes não conseguirem priorizar as informações recebidas, nem a menos, sob o risco de não terem acesso a informações importantes. Para encontrar esse balanço, explore o conhecimento prévio do paciente sobre a condição que o trouxe até você e, ao longo da consulta, vá resumindo junto com ele, revendo se a linguagem utilizada está sendo compreensível, conferindo a compreensão de seu quadro e esclarecendo dúvidas. Isso fará com que o momento da alta seja mais eficiente e dinâmico.

Sinalizações

À medida que avança na consulta, sinalize ao paciente em que estágio da consulta estão. Podem ser usadas frases como: "Obrigado pelas informações, agora vou passar para o exame físico. Mas, antes disso, você tem mais alguma preocupação a adicionar?"; "Estamos caminhando para o final da consulta, existe mais alguma coisa que você gostaria de discutir?". Dessa forma, o paciente terá a oportunidade de abrir alguma nova preocupação antes do fechamento da consulta. Lembre-se de que é só quando ambos (você e o paciente) estão prontos para encerrar o encontro que teremos sucesso em fazê-lo.

Decisão compartilhada

Na elaboração do plano terapêutico, sempre inclua o paciente na tomada de decisão. A tomada de decisão compartilhada nada mais é que auxiliar o paciente a desenvolver uma decisão informada que represente sua preferência quanto ao seu tratamento[9]. Para isso ser possível, é importante esclarecer os objetivos do tratamento e compartilhar informações sobre suas opções para chegar a um acordo sobre o melhor plano de cuidado.

Fechamento de alça de comunicação

Faça constantes e pequenos fechamentos de alça de comunicação ao longo da consulta, para se assegurar de que a linguagem que você está usando está sendo adequada para o entendimento do paciente e que ele não está só ouvindo sua história, mas a compreende e está genuinamente interessado. Imagine o momento da alta como um grande fechamento da alça de comunicação, com um breve resumo do que foi a consulta, as principais preocupações do

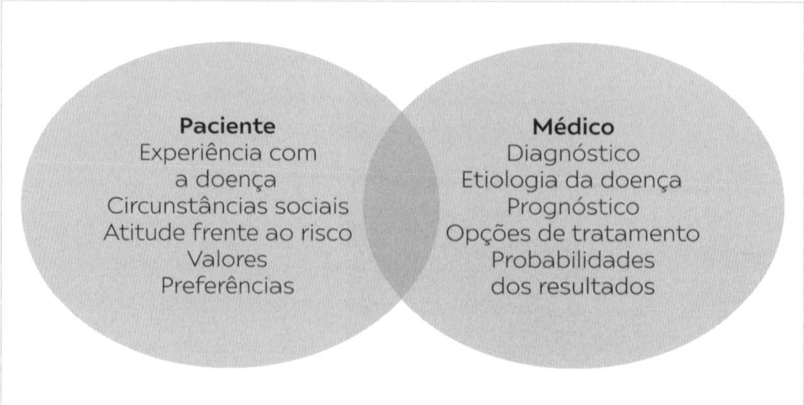

FIGURA 1 Componentes de uma tomada de decisão compartilhada

paciente, os pontos principais da história e resumo do exame físico. Destaque os elementos mais importantes do plano terapêutico que decidiram juntos.

Teach back

O *teach back* é modelo bastante empregado para checar o entendimento do paciente de procedimentos[10] como a aplicação de insulina ou o uso de dispositivo inalatório. Baseia-se na dinâmica de o paciente "ensinar" de volta como irá realizar aquele procedimento. É uma estratégia que também pode ser utilizada em atendimentos de pronto-socorro, solicitando que o paciente responda em suas palavras a três questões específicas:

1. qual o seu diagnóstico?;
2. o que precisa fazer em casa?;
3. por que é importante que o faça?.

Dessa maneira, conseguimos identificar seu entendimento real sobre sua condição e o plano terapêutico. Caso ache que esse questionamento pareça muito ameaçador, uma possibilidade é perguntar: "O que você responderia se um amigo te ligasse perguntando: o que você tem? Qual é o plano? E por que precisa fazer isso?".

Resumo de alta

Resumos de alta eficientes entregues por escrito reduzem o risco de eventos adversos a medicações, reinternações[11], complicações pós-alta e mortalidade[12], além de aumentar a satisfação do paciente[13]. Um resumo de alta eficiente inclui informações como principal hipótese diagnóstica, medicações prescritas, informações sobre como fazer o manejo da sua condição após a alta, assim como sinais e sintomas de alarme, informações sobre resultados de exames pendentes e qualquer outra informação relevante, como retornos com especialidades.

REFERÊNCIAS BIBLIOGRÁFICAS

1. Chewning B, Bylund CL, Shah B, Arora NK, Gueguen JA, Makoul G. Patient preferences for shared decisions: A systematic review. Patient Educ Couns. 2012;86(1):9-18.
2. Chugh A, Williams MV, Grigsby J, Coleman EA. Better transitions: improving comprehension of discharge instructions. Front Health Serv Manage. 2009;25(3):11-32.
3. Makaryus AN, Friedman EA. Patients' understanding of their treatment plans and diagnosis at discharge. Mayo Clin Proc. 2005;80(8):991-4.
4. Regalbuto R, Maurer MS, Chapel D, Mendez J, Shaffer JA. Joint Commission requirements for discharge instructions in patients with heart failure: is understanding important for preventing readmissions? J Card Fail. 2014;20:641-9.
5. Ziaeian B, Araujo K, Van Ness P, Horwitz LI. Medication reconciliation accuracy and patient understanding of intended medication changes on hospital discharge. J Gen Intern Med. 2012;27:1513-20.
6. Forster AJ, Murff HJ, Peterson JF, Gandhi TK, Bates DW. The incidence and severity of adverse events affecting patients after discharge from the hospital. Ann Intern Med. 2003;138(3):161-7.
7. Silverman J. Information sharing and shared decision making. In: Brown J, Noble LM, Papageorgiou A. Clinical communication in medicine. Chichester: John Wiley and Sons; 2016.
8. Laws MB, Lee Y, Taubin T, Rogers WH, Wilson IB. Factors associated with patient recall of key information in ambulatory spe-

cialty care visits: Results of an innovative methodology. PLoS One. 2018;13(2):e0191940.

9. Elwyn G. Shared decision making made easier: tools for the trade. AACH American Academy on Communication in Healthcare webinar; 2016.
10. Schillinger D, Piette J, Grumbach K, Wang F, Wilson C, Daher C, et al. Closing the loop: physician communication with diabetic patients who have low health literacy. Arch Intern Med. 2003;163(1):83-90.
11. Phillips CO, Wright SM, Kern DE, Singa RM, Shepperd S, Rubin HR. Comprehensive discharge planning with postdischarge support for older patients with congestive heart failure: a meta-analysis. JAMA. 2004;291(11):1358-67.
12. Shepperd S, Lannin NA, Clemson LM, McCluskey A, Cameron ID, Barras SL. Discharge planning from hospital to home. Cochrane Database Syst Rev. 2013;(1):CD000313.
13. Preen DB, Bailey BES, Wright A, Kendall P, Phillips M, Hung J, et al. Effects of a multidisciplinary, post- discharge continuance of care intervention on quality of life, discharge satisfaction, and hospital length of stay: a randomized controlled trial. Int J Qual Health Care 2005;17(1):43-51.

12

Comunicação com o paciente LGBTQIA+

Vinícius Lacerda Ribeiro

"Olha, doutor, a experiência é muito particular e eu não consigo falar por outros e outras como nós. Digo isso porque talvez outras tenham tido momentos piores ou melhores que o meu. Eu, _____, digo que nunca sofri um problema que me exigisse uma resposta raivosa ou de denúncia, mas são microdetalhes [leem-se agressões...], do tipo ser questionada se já tinha operado, risos e deboches escondidos, mas direcionados a mim por parte dos frentistas e seguranças. Então é algo que sempre nos dá gatilho, mesmo quando estamos doentes e morrendo de dor, se vale a pena ir ao melhor hospital do Brasil, mas passar por tudo isso sendo uma trans preta num lugar totalmente elitista e branco onde as funcionárias se assustam em me ver lá às vezes. Eu sempre tento ir com a minha mãe lá, porque morro de medo de ser maltratada quando vou sozinha. Seria legal se houvesse uma naturalização e sensibilização dos funcionários."

Em torno de 30% dos pacientes LGBTQIA+ já notaram algum tipo de preconceito ao assumir sua orientação sexual ou identidade de gênero durante uma consulta[1]. Essa discriminação pode se manifestar de diversas formas: por meio da presunção da heterossexualidade ou cisgeneridade (ou seja, em nenhum momento são questionados sobre sua orientação sexual ou identidade de gênero), pelo uso incorreto de pronomes e não uso do nome social, pelo julgamento de suas práticas sexuais e relações afetivas e eventual culpabilização do paciente pela sua condição. Pessoas trans, quando interrogadas sobre seu histórico de atendimento, alegam se sentir inseguras, sujeitas a piadas e brincadeiras veladas ou explícitas, desrespeito aos seus pronomes e deslegitimação da identidade trans[2].

Entre esses pacientes, 18% evitam procurar atendimento em saúde devido ao medo de sofrer algum tipo de discriminação em virtude da sua orientação sexual ou identidade de gênero. Uma em cada dez pessoas trans diz ter sofrido preconceito pelo simples fato de ser trans, sendo que 22% referem evitar procurar atendimento médico quando realmente precisam e 31% não possuem um acompanhamento médico regular[3].

O paciente LGBTQIA+, assim como outras minorias, já vivenciou momentos em que sofreu algum tipo de preconceito, hostilização ou julgamento pela sua condição. Esses momentos podem ter sido tanto em algum outro atendimento em saúde, como em suas casas, empregos, locais públicos, entre familiares ou amigos. Tais vivências determinam uma condição de ansiedade e medo de sofrerem discriminação novamente, também conhecido como estresse de minorias. Esse estresse predispõe os indivíduos a desenvolverem mais depressão, transtorno de ansiedade, abuso de drogas como tabaco, álcool e outras substâncias e tentativas de suicídio[4].

Muitos podem se encontrar extremamente reservados durante o atendimento ou até mesmo hiper-reativos. Cabe ao profissional compreender o histórico que os levou a apresentar tais comportamentos e evitar qualquer tipo de conflito frente a alguma reação inesperada. Ignorar ou negar tal aspecto de vida também deve ser desencorajado. Esse "discurso do não" muitas vezes culpabiliza o próprio usuário por não comparecer ao serviço de saúde, mesmo em caso de necessidade ("não procurou atendimento porque não quis"). Mas também não se deve estigmatizá-lo – por exemplo, solicitando sorologias de HIV e outras infecções sexualmente transmissíveis para homens *gays* e mulheres trans em um contexto no qual tal exame não seria solicitado normalmente.

A seguir, vamos fornecer orientações práticas de como se comunicar melhor com o paciente LGBTQIA+ durante um atendimento em saúde.

CHAME PELO NOME (SOCIAL)

A Política Nacional de Saúde Integral LGBT[5], instituída em 2011 no Brasil, garante o atendimento de pessoas lésbicas, *gays*, bissexuais, transgênero e travestis nos serviços de saúde de forma digna, integral e livre de preconceitos, devendo servir como modelo de atendimento em qualquer serviço de saúde, seja ele público ou privado, no país.

Uma das principais medidas dessa política foi a obrigatoriedade de constar o nome social no prontuário e outros documentos relacionados ao atendimento, bem como a exigência de que profissionais os utilizem da forma correta para se referir ao paciente, mesmo que não tenha sido feita a retificação do nome em cartório. Basta a pessoa fornecer seu nome social junto ao cadastro da instituição de saúde.

Chamar um paciente pelo seu nome social é a primeira manifestação de cuidado quanto à sua identidade de gênero, o que, caso não ocorra logo no primeiro contato, já pode repercutir negativamente no atendimento e no estabelecimento da empatia. A instituição de saúde também precisa se comprometer a deixar clara a presença do nome social em seus documentos e prontuários físicos e eletrônicos. Quando não houve a retificação do nome em cartório, normalmente o nome social aparece entre parênteses antes do nome registrado ao nascimento.

PERGUNTE MAIS, SUPONHA MENOS

Outro comportamento comum entre os profissionais é considerar que o paciente LGBTQIA+ é igual a qualquer outro, sem suas especificidades, e ignorar questões que podem ser cruciais no processo de adoecimento.

Perguntar ativamente a orientação sexual ou como prefere ser chamado (nome social, pronomes), parcerias e práticas sexuais deve ser algo naturalizado no atendimento. Evite usar termos como "amigo(a)", "companheiro(a)", quando podemos falar namorado(a) ou esposo(a), como em um relacionamento heterossexual.

O profissional deve ter a sensibilidade de fazer algumas perguntas em reservado, sem a presença de acompanhantes como familiares e/ou amigos que eventualmente desconheçam esse aspecto da vida pessoal do paciente. Evite "tirar do armário" sem a real necessidade ao comunicar a condição de saúde do enfermo ao dar uma notícia, por exemplo. Na Pediatria, ao se comunicar com os pais sobre a condição da criança ou do adolescente, considerar que podem ser homoparentais, ou seja: duas mamães ou dois papais.

CAPACITE TODA A EQUIPE

Muito do preconceito tem sua raiz no desconhecimento e na falta de capacitação durante a formação pessoal ou acadêmica. O pronto atendimento é um local de muita vulnerabilidade vivenciada por esses pacientes, visto que há diversos momentos de contato com diferentes profissionais, desde a recepção, passando pela triagem, contato com o médico e a enfermagem. Em todos esses momentos pode haver algum tipo de insatisfação, tendo em vista a própria heterogeneidade na formação desses profissionais e/ou crenças pessoais que podem interferir nessa jornada.

Trazer a realidade desse universo por meio de exemplos na própria instituição, realização de oficinas, *workshops* e reuniões multidisciplinares abordando o tema já é um bom começo, bem como educar ativa e eventualmente até repreender atos de discriminação presenciados no ambiente de trabalho.

CONHEÇA ESSE UNIVERSO E RECONHEÇA SUAS LIMITAÇÕES

Os profissionais de saúde precisam, sim, se informar e tentar entender a realidade e os aspectos particulares desse universo que muitas vezes não é aquele no qual estão inseridos. Entender a diferença entre orientação sexual – por quem uma pessoa se atrai – e identidade de gênero – como a pessoa se identifica – é crucial para evitar mal-entendidos e falhas na comunicação. No **Quadro 1** apresentamos algumas diferentes formas de manifestação do gênero e da sexualidade que compõem a sigla LGBTQIAPN+.

Busque referências com amigos, familiares ou colegas que também são LGBTQIA+ durante a consulta. Isso ajuda a estabelecer certa identificação com o universo do paciente. O uso de linguagem neutra (*todes*, *elu*, *delu*) para se referir a pessoas não binárias também deve ser estimulado, pois demonstra estar atualizado no assunto e preocupação com a maneira como a pessoa gostaria de ser chamada.

Entretanto, em alguns momentos o profissional precisa reconhecer seu desconhecimento para determinado assunto. Quando isso ocorrer, deixe claro para o usuário e comprometa-se em procurar ajuda de algum outro colega que julgue estar mais capacitado para o caso.

QUADRO 1 Definição do paciente LGBTQIAPN+

É fundamental o profissional de saúde conhecer minimamente as diferenças entre orientação sexual e identidade de gênero, bem como as diversas formas de expressão das minorias sexuais. Isso reduz o preconceito e a indiferença com tais aspectos que podem influenciar durante a comunicação e o atendimento dessas pessoas nos serviços de saúde.	
Lésbicas	Pessoa que se identifica e assume um papel feminino na sociedade e se sente atraída sexual e/ou afetivamente por uma semelhante. Lembrando que isso não se aplica apenas a mulheres cis; uma mulher trans que se sente atraída por outra mulher cis ou trans também é considerada lésbica
Gays	Pessoa que se identifica como homem e se sente atraída sexual e/ou afetivamente por outro homem, seja ele cis ou transgênero. *Gay* também é utilizado como sinônimo de homossexual – englobando as categorias *gays* e lésbicas

(continua)

QUADRO 1 Definição do paciente LGBTQIAPN+ (*continuação*)

Bissexuais	Pessoa bissexual ou bi é aquela que se sente atraída sexual e afetivamente por ambos os gêneros. *Gay*, lésbica ou bissexual se referem à orientação sexual, ou seja, por quem se sente atraído, e não por quem é, que seria a definição de identidade de gênero
Transgênero/ travesti	Pessoa trans é aquela que se identifica como do gênero oposto àquele que lhe foi atribuído ao nascimento, muitas vezes caracterizado apenas pelos genitais e caracteres secundários. Uma pessoa trans não precisa necessariamente passar por processos de modificação corporal para ser considerada trans: mudar o cabelo, maquiagem, hormonização ou cirurgias de redefinição de gênero ou dos genitais. Basta a pessoa se declarar como trans e sua identidade deverá ser respeitada Travesti é um termo originalmente latino para definir mulheres trans. Por muito tempo teve conotação pejorativa, porém foi ressignificado pelas pessoas trans para assumir o orgulho e pertencimento pela sua identidade
Cisgênero ou cis	Pessoa cis é aquela que se identifica como sendo do mesmo gênero atribuído ao nascimento
Queer	*Queer* é um termo em inglês que por muito tempo foi utilizado de forma pejorativa para se referir às pessoas LGBTQIA+. Hoje em dia o termo foi apropriado para se referir a todas as manifestações de minorias sexuais e de gênero, inclusive artísticas e culturais

(*continua*)

QUADRO 1 Definição do paciente LGBTQIAPN+ (*continuação*)

Intersexo	Pessoas intersexo são aquelas que apresentam ambiguidade nas características de gênero ao nascimento, sendo elas genéticas ou fenotípicas. Hermafroditas são um exemplo de pessoas intersexo, mas não os únicos. Muitas vezes sofrem violência por terem seu gênero definido quando crianças, com base apenas nas decisões de médicos e dos pais, sem levar em conta sua opinião e percepção quanto ao seu gênero, ou se realmente precisam dessa definição
Assexuais	Pessoas assexuais são aquelas que não sentem atração física ou sexual por outras pessoas, independentemente do gênero. Porém, podem sentir atração afetiva ou emocional
Arromânticos	Pessoas arromânticas não sentem atração emocional ou afetiva, mas podem sentir atração física ou sexual
Pansexuais	Pessoa que sente atração sexual e romântica por pessoas, independentemente dos genitais, identidade ou expressão de gênero. Diferenciam-se dos bissexuais que podem identificar gêneros específicos pelos quais se sentem atraídos
Não binárias	Pessoas não binárias são aquelas que não se identificam com nenhum dos gêneros existentes. Seria algo como um "terceiro gênero". Deve ser diferenciado do gênero fluido, que ora se identifica como masculino, ora como feminino. Pessoas não binárias preferem utilizar a linguagem neutra, como, por exemplo, em seus pronomes

Fonte: Ciasca SV et al., 2021.[6]

REFERÊNCIAS BIBLIOGRÁFICAS

1. McCann E, Sharek D. Survey of lesbian, gay, bisexual, and transgender people's experiences of mental health services in Ireland. Int J Ment Health Nurs. 2014;23(2):118-27.
2. James SE, Herman JL, Rankin S, Keisling M, Mottet L, Anafi M. The report of the 2015 U.S. Transgender survey. Washington, DC: National Center for Transgender Equality; 2016.
3. Streed CG. Health communication and sexual orientation, gender identity, and expression. Med Clin North Am. 2022;106(4):589-600.
4. Schweiger-Whalen L, Noe S, Lynch S, Summers L, Adams E. Converging cultures: Partnering in affirmative and inclusive health care for members of the lesbian, gay, bisexual, and transgender community. J Am Psychiatr Nurses Assoc. 2019;25(6):453-66.
5. Brasil. Ministério da Saúde. Secretaria de Gestão Estratégica e Participativa. Departamento de Apoio à Gestão Participativa. Política Nacional de Saúde Integral de Lésbicas, Gays, Bissexuais, Travestis e Transexuais. Brasília, DF: Ministério da Saúde; 2013.
6. Ciasca SV, Hercowitz A, Lopes Junior A, editores. Saúde LGBTQIA+: práticas de cuidado transdisciplinar. 1. ed. Santana de Parnaíba: Manole; 2021.

13

Comunicação com o paciente idoso

Victor José Dornelas Melo

INTRODUÇÃO

O Brasil, à semelhança dos países desenvolvidos, inverteu de forma rápida e não planejada a sua pirâmide etária. Houve um grande estreitamento da base e um progressivo e contínuo alargamento do topo. Ou seja, houve um aumento expressivo do número de idosos.

O aumento da participação dos idosos na sociedade mudou em muito as dinâmicas sociais. Cada vez mais eles se fazem economicamente ativos, continuam trabalhando até mesmo após a aposentadoria formal e, graças às melhorias e aos avanços na Medicina, vivem mais tempo. Segundo dados do IBGE de 2024, a expectativa média de vida dos brasileiros é de 76,4 anos. Em alguns estados do país, esse número chega próximo dos 80 anos[1].

Uma premissa fundamental para que nós, profissionais de saúde, consigamos realizar um bom atendimento é nos livrarmos de estereótipos e do etarismo que existe dentro de cada um de nós. Grande parte dos pacientes idosos ressignificou e continua mudando a sua posição dentro da sociedade. Grande exemplo disso é o crescente uso da tecnologia. A pandemia da covid-19 acelerou isso de forma muito rápida, e podemos dizer que foi um dos poucos legados benéficos que tivemos[2].

Os números não deixam nenhuma dúvida: independentemente da especialidade de cada um de nós, o atendimento aos pacientes idosos é uma certeza. Seja nas especialidades clínicas ou cirúrgicas, ou mesmo naquelas de apoio diagnóstico, como a radiologia, a comunicação efetiva é um grande pilar para a efetividade do plano terapêutico[3]. Ninguém segue aquilo que não compreende[4].

PREPARAÇÃO DO AMBIENTE

Quando falamos em comunicação e em qualquer atendimento ao paciente geriátrico, precisamos ter em mente que detalhes fazem a diferença[5].

Seja no atendimento ambulatorial, hospitalar ou emergencial, a posição do médico importa muito, principalmente no consultório; se possível, o paciente deve estar sentado literalmente em frente ao profissional de saúde. Embora seja algo sutil, essa dinâmica do espaço deixa muito claro quem é o protagonista daquele momento.

Outra questão que deve ser levada em conta é a necessidade da presença de acompanhantes. Não é mandatório que um paciente idoso esteja na presença de outras pessoas. Caso haja terceiros presentes, é de bom tom que se pergunte ao paciente se ele deseja se consultar sozinho ou acompanhado. Isso demonstra respeito pelo doente e, mais do que isso, respeito à autonomia de quem o procura.

Sabemos que, no ambiente de emergência, muitas vezes o espaço físico não é ideal: alarmes, outros ruídos, grande fluxo de pessoas e falta de espaços isolados[6]. Contudo, sempre se certifique de

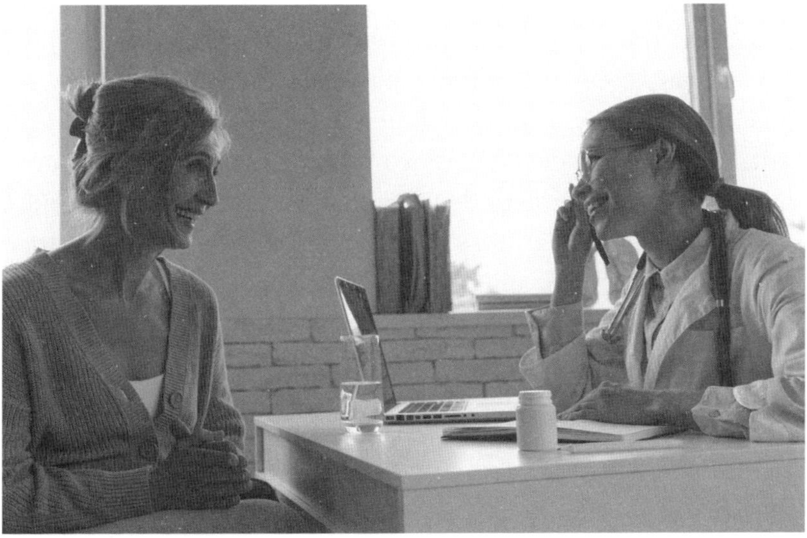

que o seu paciente o entende. Muitas vezes esse entendimento vem de uma construção da linguagem verbal e de leitura labial, mostrando mais uma vez a importância de estar próximo ao paciente.

NUNCA PRESUMA AS RELAÇÕES ENTRE PACIENTES E ACOMPANHANTES

Estudos mostram que os primeiros minutos de uma consulta são fundamentais para a construção do vínculo entre médico e paciente. Por isso, esse é um momento de muita atenção e cheio de armadilhas.

Sob hipótese alguma presuma qual é a relação entre o paciente e o acompanhante que está diante de você. Cada vez mais vemos pessoas de diferentes faixas etárias se relacionando entre si. Supor que um determinado homem mais jovem é filho de uma paciente, quando na verdade é o esposo, pode minar qualquer possibilidade de oferecer um tratamento adequado para aquela paciente, independentemente de você ser uma referência no caso em questão.

Cada vez mais os idosos assumiram as posições de protagonistas da própria vida. Um reflexo muito positivo que isso trouxe foi o aumento do número de relacionamentos e casamentos entre pessoas do mesmo sexo após os 60 anos[7]. Por isso, pergunte para o paciente ou seu acompanhante qual é a relação entre eles. É um ato empático, solidário e que dignifica a pessoa. Jamais julgue que são irmãos, irmãs ou qualquer outra coisa. Lembre-se de que somos médicos, e não juízes. Nossa missão é cuidar, independentemente das nossas crenças pessoais e valores.

A INFANTILIZAÇÃO DO PACIENTE E A CHAVE DO INSUCESSO

Frases como "Nossa, mas por que a vozinha não quer tomar o remedinho?", "Que graça, nessa idade e ainda está trabalhando", ou mesmo "Nem parece que está com 85 anos" devem ser completamente abolidas do nosso cotidiano. Podem parecer inofensivas para quem fala, mas representam algo muito ruim para quem escuta.

Os idosos devem ser tratados com empoderamento. O abandono de clichês é mandatório da nossa parte. Quantos de nós esquecem de perguntar aos pacientes sobre sua vida sexual, sobre os desconfortos trazidos pelo climatério, sobre a profilaxia de infecções relacionadas à atividade sexual?

Mais uma vez, o imaginário da avó que está em casa cuidando do almoço, fazendo o prato preferido de cada neto, bordando e assistindo à novela é anacrônico. Se tudo der certo, nós também teremos o privilégio de envelhecer. Pense em como você gostaria de ser tratado em uma consulta médica. Isso o ajudará em muito a adequar sua postura diante do idoso que busca o seu atendimento.

ESTAMOS PRONTOS PARA ATENDER O PACIENTE COM DEMÊNCIA?

Segundo dados europeus[8] e mesmos nacionais[9], o número de pacientes com síndrome demencial aumentará exponencialmente nos próximos anos. Sendo a idade o principal fator de risco para as demências, fica fácil entender essa conta.

Da mesma forma, como existe uma heterogeneidade enorme entre os idosos (desde pacientes completamente independentes até aqueles completamente limitados), isso também acontece entre os pacientes com comprometimento cognitivo e, em especial, entre os pacientes com demência.

A doença de Alzheimer (DA) é a principal etiologia de demência no Brasil e em todo o mundo[10]. Representa cerca de 65% de todos os casos diagnosticados. Contudo, quando falamos que um paciente apresenta diagnóstico de DA, é imperativo que seja descrito e entendido em que fase da doença o paciente está. A seguir há a principal classificação evolutiva da DA, a escala FAST – Functional Assessment Staging[11].

Haja vista a grande variedade de estágios que um paciente com síndrome demencial pode apresentar, é fundamental que o profissional de saúde saiba interpretar que muitos pacientes ainda possuem a capacidade de se comunicar[12,13], de forma verbal ou não verbal. É má prática médica deixar de conversar com o paciente com demência, ouvir suas queixas, vontades e desejos, única e exclusivamente pelo seu diagnóstico cognitivo.

Embora muitas vezes seja necessária a complementação e mesmo a confirmação de informações junto aos familiares, a construção de um vínculo efetivo e duradouro exige que o paciente seja ouvido. Demência, por si só, não é um fator que deve excluir o protagonismo do paciente na consulta, independentemente do ambiente em que ele esteja inserido.

QUADRO 1 Escala FAST

Estágio	Características
1	Sem perda de funções
2	Dificuldade subjetiva de encontrar palavras ou lembrar-se de onde se encontram objetos
3	Dificuldades observadas em atividades profissionais complexas (esquecer compromissos, queda do rendimento profissional, perder-se ao ir a locais menos conhecidos)
4	Dificuldade em tarefas cotidianas complexas (cuidar de finanças, planejar um jantar, fazer compras)
5	Requer auxílio na escolha do traje adequado
6A	Requer auxílio ao vestir-se
6B	Requer auxílio para tomar banho adequadamente
6C	Requer auxílio para as atividades mecânicas da toalete
6D	Incontinência urinária
6E	Incontinência fecal
7A	Fala restrita a cerca de meia dúzia de palavras por dia
7B	Vocabulário inteligível limitado a uma única palavra por dia
7C	Perda da capacidade de andar
7D	Perda da capacidade de sentar-se na cama
7E	Perda da capacidade de sorrir
7F	Perda da capacidade de manter a cabeça ereta

VALORIZEM AS INFORMAÇÕES TRAZIDAS PELOS CUIDADORES E FAMILIARES

Embora tenha sido bem descrito que o paciente é o principal foco e informante de qualquer consulta, existem alguns momentos em que precisamos abdicar daqueles que passam a maior parte do tempo com eles: familiares e cuidadores.

Uma situação peculiar e que exige completamente a presença de terceiros é o atendimento em pacientes com estado confusional agudo – *delirium*[14]. Por se tratar de um diagnóstico em que há pensamento desorganizado, discurso desconexo ou mesmo rebaixamento do nível de consciência, é fundamental que a anamnese se apoie no relato dos familiares e cuidadores.

Pacientes com comprometimento cognitivo avançado também podem ter o discurso verbal muito comprometido (o que não os impede de se comunicarem), e é importante complementar as queixas junto às pessoas que estão próximas do paciente. Reforçando, mais uma vez, que síndrome demencial não exclui o paciente de ser ouvido.

CONCLUSÃO

A comunicação efetiva com os pacientes idosos é uma arte e deve ser aprimorada todos os dias. Abandonar nossos conceitos previamente estabelecidos é o primeiro passo para criar uma relação médico-paciente efetiva e duradoura.

A garantia do protagonismo do idoso deve ser nossa principal meta. É ela que garantirá a confiança, a adesão terapêutica e, por fim, o cuidado adequado ao nosso paciente.

Os idosos estão em um processo contínuo de ressignificar o seu momento de vida. Temos, diante de nós, uma comunidade bastante heterogênea e complexa. Cabe a nós entendermos quem é o paciente que se apresenta e criar um veículo de comunicação claro, direto e efetivo.

REFERÊNCIAS BIBLIOGRÁFICAS

1. Censo Demográfico 2022: População por idade e sexo – Resultados do universo. Rio de Janeiro: IBGE; 2023.
2. Grossman SN, Han SC, Balcer LJ, Kurzweil A, Weinberg H, Galetta SL, et al. Rapid implementation of virtual neurology in response to the COVID-19 pandemic. Neurology. 2020;94(24):1077-87.
3. Sharkiya SH. Quality communication can improve patient-centred health outcomes among older patients: a rapid review. BMC Health Serv Res. 2023;23(1):886.
4. Back AL, Fromme EK, Meier DE. Training clinicians with communication skills needed to match medical treatments to patient values. J Am Geriatr Soc. 2019;67(S2):S435-S441.
5. Expósito-Jiménez A, Alcaide-Leyva JM, Jiménez-Mérida MDR, Martínez-Angulo P. Health communication and shared decision-making between nurses and older adults in community setting: an integrative review. J Clin Nurs. 2024;33(8):2922-35.
6. American College of Emergency Physicians; American Geriatrics Society; Emergency Nurses Association; Society for Academic Emergency Medicine; Geriatric Emergency Department Guidelines Task Force. Geriatric emergency department guidelines. Ann Emerg Med. 2014;63(5):e7-25.
7. Romanos AE, Sampaio JTPR, Crenitte M, Júnior VCO. A velhice como ela é: vivências e subjetividades sexuais no envelhecimento. 1. ed. São Paulo: Hucitec; 2024.

8. Mura T, Dartigues JF, Berr C. How many dementia cases in France and Europe? Alternative projections and scenarios 2010-2050. Eur J Neurol. 2010;17(2):252-9.
9. Bertola L, Suemoto CK, Aliberti MJR, Gonçalves NG, Pinho PJMR, Castro-Costa E, et al. Prevalence of dementia and cognitive impairment no dementia in a large and diverse nationally representative sample: the ELSI-Brazil Study. J Gerontol A Biol Sci Med Sci. 2023;78(6):1060-8.
10. Cao Q, Tan CC, Xu W, Hu H, Cao X-P, Dong Q, et al. The prevalence of dementia: a systematic review and meta-analysis. J Alzheimers Dis. 2020;73(3):1157-66.
11. Sclan SG, Reisberg B. Functional assessment staging (FAST) in Alzheimer's disease: reliability, validity, and ordinality. Int Psychogeriatr. 1992;4 Suppl 1:55-69.
12. How to communicate with a person with dementia. Alzheimer's Society. [acesso em março de 2025]. Disponível em: https://www.alzheimers.org.uk/about-dementia/symptoms-and-diagnosis/symptoms/how-to-communicate-dementia
13. Communication and Alzheimer's. Alzheimer's Communication. [acesso em março de 2025]. Disponível em: https://www.alz.org/help-support/caregiving/daily-care/communications
14. Marcantonio ER. Delirium in hospitalized older adults. N Engl J Med. 2017;377(15):1456-66.

14

Comunicação com o paciente com transtorno do espectro autista

Maria Júlia Russo de Carvalho

Comunicação é o processo pelo qual um emissor transmite uma mensagem para um (ou mais) interlocutor(es) com objetivo final de partilhar uma ideia, informação, conhecimento ou sentimento. Sendo o ser humano um animal essencialmente social, a comunicação é a ferramenta através da qual as relações humanas se mantêm ativas e que permite que ocorram interações interpessoais.

Segundo o DSM-5 (*Manual Diagnóstico e Estatístico de Transtornos Mentais*), um dos critérios centrais para o diagnóstico de TEA (transtorno do espectro autista) são os "déficits persistentes na comunicação e interação social"[1].

A partir daí, já é possível perceber que o indivíduo autista nasce com uma série de desvantagens adaptativas inerentes à sua própria condição. A limitação na capacidade de comunicação dificulta o entendimento de regras sociais (como o comportamento social esperado em situações cotidianas), de figuras de linguagem utilizadas na comunicação (como sarcasmo e metáforas), bem como a capacidade de iniciar contato verbal com novas pessoas, impactando sobremaneira as suas relações sociais e consequentemente a sua qualidade de vida.

Há alguns anos, o autismo é entendido como uma doença espectral. Isso significa que, mesmo entre indivíduos que compartilham o mesmo diagnóstico, há ampla heterogeneidade clínica, tanto nas manifestações de sintomas quanto na severidade destes, mas sempre com impacto (em grau variado) no seu dia a dia.

Essa característica espectral se aplica a todas as características do transtorno, inclusive à comunicação. Por isso existem indivíduos autistas que não falam, outros que somente repetem o que ouvem e até alguns que falam muito bem, mas que podem exibir dificuldade em estabelecer um diálogo. Além disso, etapas distintas da comunicação podem ser afetadas (tanto na compreensão e processamento da informação recebida quanto na expressão e utilização de linguagem verbal e não verbal). Ademais, é intrínseca ao transtorno a limitação na reciprocidade social e emocional, tornando algo corriqueiro (como uma conversa) uma situação de potencial estresse.

Outra questão relevante é a associação frequente do transtorno com outras comorbidades, como deficiência cognitiva (presente em até 30% dos autistas) e outros transtornos do neurodesenvolvimento (transtorno do déficit de atenção e hiperatividade), de comunicação (apraxia de fala) e doenças mentais (como ansiedade e depressão). Esse somatório de condições médicas interfere diretamente na gravidade da manifestação dos sintomas e na capacidade do indivíduo de se comunicar e se relacionar com o mundo.

Por último, uma característica comum a quase todos dentro do espectro é a sensibilidade sensorial. A sua relevância dentro do transtorno é tão significativa que as alterações na percepção sensorial foram incluídas como parte dos critérios diagnósticos na última atualização do DSM-5, ocorrida em 2013. Isso significa que a maneira como um indivíduo com TEA percebe e responde aos estímulos trazidos do ambiente (através do tato, da audição, do olfato, do paladar e da visão) é diferente da de pessoas neurotípicas. Assim, se a entrada sensorial é mal interpretada e/ou mal detectada, pode haver dificuldade tanto em identificar sintomas internos (fome, sono e até dor) como em processar estímulos externos (como luzes, ruídos e odores). Esse desajuste da integração sensorial é responsável por muitos dos impasses vivenciados diariamente por pessoas autistas, com impacto secundário na sua capacidade de regulação emocional e na sua competência em se comunicar e interagir socialmente.

ACESSO À SAÚDE PARA A POPULAÇÃO COM TEA

Estudos apontam que indivíduos com TEA são mais vulneráveis a uma série de condições médicas, de natureza tanto físicas quanto mentais[2]. Dados sugerem que pessoas autistas são mais propensas a terem um diagnóstico adicional de epilepsia, doenças cardiovasculares ou diabetes; questões psiquiátricas, como ansiedade, depressão; maiores taxas de suicídio, inclusive com risco elevado de mortalidade prematura quando comparados a indivíduos não autistas[2].

A procura e o uso de serviços de saúde são variáveis, a depender de idade e presença de comorbidades, mas proporcionalmente maior em pacientes autistas em todas as faixas etárias (tanto em regime ambulatorial quanto de emergência) quando em comparação ao restante da população[3,4].

Infelizmente, esse aumento relativo do uso não é acompanhado de qualidade de atendimento. Na verdade, inúmeros trabalhos na área reforçam a ineficácia do sistema em suprir as demandas desse grupo, revelando altos índices de insatisfação dos pacientes e maior probabilidade de não ter suas necessidades (tanto físicas quanto mentais) atendidas, resultando em maiores taxas de desfechos desfavoráveis[5].

Falando especificamente no setor de emergência, características próprias desse ambiente, como necessidade de decisões rápidas pela equipe, menos tempo disponível de conversa, alta rotatividade de pacientes, ausência de vínculo prévio entre paciente-profissional de saúde e excesso de estímulos sensoriais como luzes, aglomerado de pessoas e ruídos constantes podem representar obstáculos substanciais para pessoas autistas.

Além disso, a experiência no pronto-socorro pode ser particularmente desafiadora para pacientes com TEA que apresentam comorbidades, como deficiência intelectual ou transtornos comportamentais, aumentando a complexidade do manejo clínico.

Diante do exposto, diversos países têm colocado o autismo como uma prioridade nacional. O governo do Reino Unido, por exemplo, se comprometeu a "melhorar a compreensão e a aceitação do autismo dentro da sociedade" e "combater as desigualdades de saúde e cuidados para pessoas autistas" como parte da *National Autism Strategy* (2021-2016)[6].

Embora existam dificuldades comuns ao acesso e à prestação de cuidados em saúde experimentadas por indivíduos com diferentes tipos de deficiências, é bem documentado na literatura que pessoas com TEA apresentam desafios adicionais próprios da sua condição[7]. Dentre os principais obstáculos enfrentados, ocupam lugar de destaque as barreiras na comunicação, as limitações sensoriais e o baixo conhecimento dos profissionais de saúde sobre o autismo[8-10].

Outros entraves comumente descritos incluem a dificuldade com a regulação emocional; lidar com falta de previsibilidade e mudança de rotina; necessidade de consistência; desafios com a consciência corporal (ou seja, dificuldade com percepção de dor e sintomas, bem como na sua descrição); experiências negativas em atendimentos anteriores e a velocidade de processamento das informações mais lenta.

QUESTÕES SENSORIAIS

Como mencionado anteriormente, a maioria dos indivíduos com TEA enfrenta limitações relacionadas ao processamento sensorial de estímulos externos em comparação com a população em geral, podendo apresentar hipo ou hipersensibilidade em quaisquer dos domínios sensoriais (mais comumente visão e audição; mas também no paladar, tato e olfato).

No contexto da emergência, os estímulos mais aversivos relatados na literatura foram a iluminação (muito forte ou brilhante), salas de espera lotadas (com ruído excessivo, cheiros e proximidade de outras pessoas) e tempos de espera imprevisíveis, contribuindo para sobrecarga sensorial.

A título de comparação, é fácil compreender que, para um cadeirante, uma escada representa uma barreira física evidente; as barreiras sensoriais, em contrapartida, são muito menos palpáveis de serem entendidas, exatamente por serem subjetivas e parte da percepção individual. Em outras palavras, um mesmo estímulo pode ser extremamente aversivo para um autista e ao mesmo tempo passar despercebido (ou ser no máximo desagradável) para um indivíduo neurotípico.

O impacto dos estímulos externos pode ser significativo a ponto de tornar o ambiente de saúde totalmente inacessível para um indivíduo autista, com efeitos em cascata nas funções comunicativas e sociais. Além disso, é importante entender que as sensibilidades sensoriais têm efeito cumulativo; assim, uma combinação de ruído, luz e estresse social acaba por amplificar a tensão e ansiedade inerentes de estarem em um serviço de saúde, podendo levar a comportamentos disruptivos (como agitação e agressividade), eventual declínio cognitivo (com prejuízo na atenção) e/ou interferir significativamente na comunicação (com mutismo seletivo)[8,11].

Saqr e colaboradores descrevem um modelo de *feedback* negativo na consulta de saúde no qual o medo da interação social impulsiona a ansiedade e o estresse, que, por sua vez, aumenta a sensibilidade aos estímulos e a sobrecarga sensorial. Isso afeta a concentração, dificultando a interação e aumentando o medo do contato, o que acaba exacerbando as dificuldades de comunicação no ambiente hospitalar[12].

Por último, fica a reflexão de que muitas das dificuldades sensoriais relatadas por pacientes autistas poderiam ser evitadas com ajustes ambientais mínimos ou adaptações em processos, que, inclusive, trariam benefício a todos os usuários dos serviços de saúde. Por exemplo, mudanças na iluminação poderiam tornar o ambiente mais acessível e atraente para todos, sem necessidade de intervenções específicas para essa população[13].

Diante do exposto, fica claro que não é possível falar sobre comunicação sem antes analisar o ambiente no qual o paciente está inserido[14].

Alocar paciente em ambientes mais calmos e com menos ruído enquanto aguardam atendimento (se possível, acomodações de quarto único) ou permitir que o paciente espere fora do prédio até sua vez de ser atendido.

Visual:

- Evitar iluminação brilhante ou oscilante (particularmente a fluorescente). Dar preferência para a luz de espectro total distribuída de forma homogênea e superfícies não refletoras.
- Virar a tela do monitor, de modo que não fique no campo de visão do paciente.

Auditiva:

- Evitar conversar em ambiente barulhento (causa prejuízo na atenção pela incapacidade de filtrar sons ambientais).
- Evitar, na medida do possível, ruídos excessivos, especialmente quando repentinos ou inesperados, e atentar para sons constantes (mesmo que baixos), como de alarmes, telefones, relógios ou TVs.
- Fornecer e/ou incentivar o uso de fones ou tampões de ouvido (especialmente aqueles com cancelamento de ruído ambiental) e óculos escuros.

Tátil:

- Lembrar que o exame fisico em autistas que não toleram toque pode ser particularmente difícil.
- Geralmente, pessoas com TEA aceitam melhor um toque forte e profundo do que um toque leve, mas cada paciente pode ter sua preferência.
- É ideal conhecer o perfil de sensibilidade tátil do indivíduo e deixá-lo documentado no prontuário para futuros atendimentos.

SUGESTÕES DE ACOLHIMENTO SENSORIAL PARA INDIVÍDUOS COM TEA

A título de conhecimento e aprofundamento do tema, a *National Development Team for Inclusion* desenvolveu um relatório chamado *It's Not Rocket Science*, focado em como as experiências sensoriais afetam a qualidade de vida dos pacientes autistas e nos desafios diários enfrentados por essa população por conta dessa questão.

PROFISSIONAIS DE SAÚDE

Nas últimas décadas, houve um aumento exponencial do número de diagnósticos de TEA. As razões para esse acréscimo na prevalência não são totalmente compreendidas e provavelmente são complexas. Alguns possíveis fatores que foram propostos incluem maior sensibilização e rastreio do autismo, mudanças nos critérios de diagnóstico e fatores ambientais e/ou genéticos.

Segundo o último relatório do CDC, publicado em 2023, a prevalência de autismo na faixa etária pediátrica seria de 1/36 crianças (contra 1/166 no começo dos anos 2000). O mesmo órgão, em 2022, avaliou a prevalência de TEA na população acima de 18 anos em 2,2%. Ainda não há dados disponíveis sobre a população brasileira, mas, fazendo uma estimativa baseada na porcentagem americana, o Brasil poderia ter cerca de 5,95 milhões de autistas[15].

Posto isso, é racional concluir que todos os profissionais de saúde, em algum momento da sua carreira, irão se deparar com um paciente autista. Apesar de muitos até portarem conhecimento razoável das principais características do TEA, pela carência de formalização e treinamento sobre o transtorno, vários prestadores de serviço ainda relatam ter confiança limitada ou não se sentirem capazes de oferecer assistência médica a esses pacientes, o que pode impactar na qualidade do atendimento[16-18].

Assim, é crucial que capacitações específicas sejam difundidas, promovendo a conscientização e a compreensão das necessidades únicas dessa população. Isso inclui o reconhecimento e validação das sensibilidades sensoriais, adaptação das abordagens de comunicação, noção da grande diversidade de perfis possíveis e maior flexibilização quanto à forma de comunicação preferida pelo paciente (por exemplo, uso de notas escritas, por conta da dificuldade com a linguagem verbal).

Ademais, cabe ao profissional de saúde minimizar eventuais atitudes preconceituosas, como não incluir o paciente nas discussões sobre sua saúde, por presumi-lo incapaz ou assumir que o paciente não tem capacidade de compreender o que é dito, caso ele peça que seja usado um método de comunicação alternativo. Por fim, é essencial ter sensibilidade para entender que fatores cognitivos intrapessoais do autismo, como velocidade mais lenta de processamento da informação recebida, contrastam com a comunicação e tomada de decisões acelerada típica de ambientes de emergência e que podem contribuir sobremaneira para o aumento da ansiedade.

Além da capacitação profissional, implementação de cuidados adaptados às necessidades individuais de cada paciente e realização de ajustes no ambiente, a literatura ressalta a importância do reconhecimento da *expertise* dos cuidadores (particularmente na faixa etária pediátrica), que podem fornecer valiosas percepções sobre as necessidades específicas daquele paciente[14].

DESAFIOS COM A COMUNICAÇÃO

Antes de falarmos sobre dificuldades específicas do transtorno, é necessário entender que a comunicação é um conceito muito mais amplo do que somente a fala. Por exemplo, um autista pode conseguir falar (isto é, emitir sons), mas não se comunicar de fato (apenas repetir, como na ecolalia ou ainda não ter troca, apenas respondendo a perguntas sem estabelecer interação com o interlocutor).

Assim, a comunicação pode assumir muitas formas, como a fala, mas também o olhar compartilhado, textos, gestos, expressões faciais, toque, língua de sinais, símbolos, imagens ou dispositivos que auxiliem a gerar discursos. Existem múltiplas formas de comunicação, e a escolha de cada uma depende do contexto em que o emissor está inserido e a quem está se dirigindo.

A eficácia da comunicação (isto é, o conteúdo transmitido ser adequadamente entendido pelo interlocutor) depende de um complexo processo bidirecional que envolve a linguagem verbal propriamente dita (escolha de palavras, adequação do conteúdo e forma de fala para cada ouvinte, oratória, prosódia), a linguagem não verbal (desde contato visual, tom de voz, gestos, até postura corporal e expressões faciais) e a integração das duas. Como ambas são igualmente importantes para o adequado entendimento das mensagens transmitidas (pois a comunicação não verbal pode complementar ou contradizer a comunicação verbal), deficiências em qualquer uma das partes torna a comunicação falha ou, no mínimo, desarmônica.

Antigamente acreditava-se que as dificuldades na comunicação vivenciadas por pessoas com TEA tivessem origem exclusivamente das "deficiências" inerentes ao próprio transtorno, ou seja, o problema era visto como sendo unilateral. Nos últimos anos, no entanto, tem havido uma mudança nesse paradigma, com o entendimento de que a comunicação é na verdade uma "via de mão dupla" e que, portanto, depende de ambas as partes envolvidas nessa interação (seja ela verbal ou não). A teoria do problema da dupla empatia (*the double empathy problem*) argumenta que os entraves na comunicação surgem a partir da premissa de que indivíduos autistas e não autistas têm experiências sociais, cognitivas e sensoriais muito diferentes entre si, com dificuldade de compreensão da visão de mundo do outro[19]. Uma analogia a isso seria a comunicação em fenômenos interculturais, nos quais pessoas com línguas e culturas divergentes entre si tentam interagir. Nesse cenário, é natural pensar que a linguagem falada irá precisar de uma interpretação mais cuidadosa e a comunicação não verbal pode ser diferente do que o outro está habituado; portanto, o mesmo cuidado deve ser tomado na comunicação com um indivíduo com TEA. Além disso, essa teoria reforça que, dadas as circunstâncias adequadas, pessoas com TEA podem, sim, se comunicar adequadamente (assim como o inverso também é verdadeiro).

Muitos acham difícil e custoso empatizar com uma pessoa dentro do espectro autista. Isso, na verdade, decorre do próprio treinamento em comunicação que é conduzido pela perspectiva neuronormativa, e não pela ótica do autismo. Assim, é fácil compreender por que as necessidades dessa população quase nunca são levadas em consideração. Reconhecer esse desafio e fazer um esforço adicional para considerar a visão de mundo do paciente com TEA é o primeiro passo para superar essa lacuna.

Apesar de haver grande heterogeneidade nas capacidades comunicativas e atipias sociais entre indivíduos com o transtorno, todos experimentam (em graus variáveis) prejuízo no desenvolvimento de habilidades de comunicação verbal e não verbal, bem como na integração de ambas as áreas, impactando sobremaneira o entendimento do outro. Por isso, mesmo em autistas que são capazes de estabelecer um diálogo, é possível notar diferenças na produção da fala e dificuldades por vezes sutis de linguagem e comunicação, muitas vezes com desalinhamento em relação às expectativas socioculturais e aos desajustes da linguagem não verbal[20]. Notam-se também entraves na comunicação social recíproca (isto é, troca de ideias e emoções e consequente dificuldade na iniciação, manutenção e encerramento de um diálogo de forma apropriada) e desafios com funções executivas (priorização e resumo de sintomas e problemas relevantes, planejamento, lembrar detalhes).

Como consequência da inabilidade com a linguagem não verbal, indivíduos com TEA têm dificuldade em ler expressões faciais e gestuais; em captar nuances da comunicação social (como mudanças em tom de voz, como forma de expressar sarcasmo, humor ou ironia); em entender piadas, metáforas e analogias e em interpretar os sinais de linguagem corporal. Além disso, indivíduos com TEA não conseguem se colocar no lugar de outra pessoa, perceber seus sentimentos e interpretar pistas sociais como a intenção de alguém. Isso ocorre em parte porque as "dicas" do estado emocional do outro se baseiam exatamente na linguagem não verbal (tal como mudança no tom de voz e expressões faciais). A consequência é que uma pessoa com autismo tem uma interpretação mais literal e mais concreta da linguagem, com dificuldades com processamento do conteúdo semântico mais abstrato (como sentimentos, emoções, sensações)[20].

É interessante comentar que há diferenças significativas na maneira de um autista se expressar a depender da sua idade. Crianças podem ter mais respostas somáticas diante de um ambiente estressante, com agitação e agressividade; já adultos geralmente aprenderam de certa forma como se comportar em público (ainda que isso lhes traga sofrimento e angústia). Essa oscilação emocional (seja a mudança de comportamento da criança ou a sensação subjetiva de mal-estar no adulto), bem como a influência de agentes e estímulos externos aversivos, impacta diretamente na sua capacidade de comunicação, mesmo naqueles que têm boa expressão verbal, conforme já detalhado no tópico anterior.

Sendo a inflexibilidade uma característica marcante dentro do autismo, pessoas com TEA geralmente organizam suas vidas em torno de rotinas regulares que forneçam estrutura e previsibilidade; assim, uma simples ida ao serviço de emergência pode representar uma ruptura dessa "zona de conforto". Mudanças abruptas podem deixá-los mais vulneráveis à sobrecarga do ambiente e consequentemente menos capazes de se comunicar de forma eficaz. Sabemos que certas imprevisibilidade e espera são inevitáveis dentro do ambiente de emergência, mas é possível minimizar esse impacto negativo com algumas medidas, como:

1. identificar o paciente na triagem e dar prioridade de atendimento na chegada ao serviço;

2. manter os pacientes atualizados nos tempos de espera e caso haja mudança de lugar em uma fila;
3. tentar minimizar mudanças na equipe de atendimento e nas intervenções propostas;
4. caso alterações sejam necessárias, explicar o motivo na primeira oportunidade possível[8,11].

Um traço interessante em pessoas TEA é o pensamento monotrópico[21]. Isso significa que a alocação da atenção é mais direcionada (ou menos diversificada), com maior dificuldade em mudar o foco para outra tarefa ou ideia; por isso, autistas geralmente mantêm um padrão restrito de interesses e comportamentos. Na necessidade de lidar com coisas e situações fora do seu canal de interesse, o indivíduo autista apresenta grande adversidade em expandir o foco e em processar novos recursos de atenção. Essa característica pode se manifestar em uma consulta médica, como insistência em determinado assunto, questionamento repetitivo ou hiperfoco em algum aspecto específico da sua saúde. Nesse caso, é importante que o profissional de saúde solicite especificamente maior detalhamento de informações factuais, a fim de obter uma anamnese fidedigna.

Por conta do processamento sensorial alterado, é comum que indivíduos com TEA tenham uma autopercepção equivocada de sinais internos do próprio corpo, afetando como e quais sintomas são reportados à equipe de saúde, bem como a intensidade da expressão de eventuais desconfortos (tanto para mais quanto para menos). Nesse cenário, um ponto de atenção é a manifestação e quantificação da dor[9,13,14,22]. Pessoas autistas geralmente não mostram os sinais convencionais não verbais de dor esperados pelos profissionais de saúde. Além disso, descrições verbais da dor e da linguagem corporal associada podem parecer incongruentes, levando a eventuais suposições de que o paciente está exagerando ou "mentindo"; além do risco de a dor ser subvalorizada. Ademais, as escalas de dor tradicionais podem ser problemáticas para pacientes autistas, particularmente aquelas que incorporam expressões faciais. Por último, ao ser examinado, o paciente pode não entender que deve relatar espontaneamente experiências subjetivas de desconforto; assim, a dor pode ser provocada na palpação, mas não relatada ou até indicada de outra forma (inclusive com linguagem verbal discordante, como um sorriso), levando o médico a concluir erroneamente que o exame foi normal. O resultado desse desalinhamento pode ser desastroso, pois irá influenciar fortemente quais condutas serão tomadas pelo profissional, bem como a intervenção direcionada ao caso, com potencial de atrasos diagnósticos e desfechos desfavoráveis. É recomendado que, caso o profissional de saúde perceba que a autopercepção do paciente pode estar prejudicada, não confie unicamente no autorrelato e considere investigações clínicas mais aprimoradas. Além disso, é de bom-tom incluir uma ressalva sobre esse item nos registros médicos do paciente, para facilitar futuros atendimentos.

Pacientes com TEA podem, diante de eventos que causem sobrecarga emocional ou sensorial, apresentar perda temporária da capacidade de usar palavras e formar frases decorrente dos altos níveis de ansiedade, chamada de mutismo situacional[22]. Essa situação pode concorrer mesmo em autistas que habitualmente se comunicam bem, e a apresentação pode variar em intensidade (desde um início mais gradual com uma fala lenta ou arrastada, evoluindo com piora da responsividade até perda total da capacidade de falar).

Sendo a consulta médica, por si só, uma potencial fonte de estresse, o primeiro ponto de atenção deve ser o excesso de entradas (desde estímulos sensoriais, interpretação da dor, informações verbais e necessidade de interação social). Por isso, caso o profissional de saúde note algum entrave adicional na fala, idealmente deve buscar um ambiente mais calmo e silencioso para que o paciente consiga se autorregular.

Também é fundamental o entendimento de que, além da fala, a compreensão pode estar adicionalmente afetada. Portanto, caso o paciente autista pareça sobrecarregado de alguma forma, evite assumir que houve adequado entendimento das informações transmitidas. Nesse cenário, é interessante usar perguntas de verificação e técnicas de escuta ativa (como pedir para o paciente repetir o que ele entendeu do que foi falado na consulta).

Escrever pode ser muito mais fácil do que verbalizar, nessas circunstâncias; por isso, é comum que autistas que já vivenciaram esse tipo de situação tragam notas escritas. Caso o paciente não tenha notas pré-preparadas e a interação falada pareça dificultada, ofereça alternativas, como caneta e papel ou *software* de conversão de texto em fala no telefone, se esse recurso estiver disponível[22].

Além disso, atualmente, temos disponíveis vários aplicativos para *smartphones* que podem atuar como intermediários na comunicação. Alguns exemplos incluem Matraquinha, Expressia, Livox, PictoTEA.

Cerca de 25-30% dos pacientes autistas são semi ou não verbais; no entanto, ser não verbal não é sinônimo de incapacidade de comunicação. Por exemplo, existem barreiras na fala que podem estar relacionadas à apraxia verbal, transtorno de comunicação comórbido ao TEA; ou seja, o paciente pode não se expressar com palavras, mas compreende o que é dito e pode se comunicar de outras formas. Assim, cabe ao profissional de saúde sempre assumir a capacidade de comunicação e apoiar não falantes a usar outras formas de comunicação (como a escrita), bem como técnicas de comunicação alternativa e aumentativa (CAA)[22].

CAA é um termo geral para descrever um conjunto de estratégias e ferramentas para apoiar a comunicação e varia desde opções com baixa ou sem tecnologia (como gestos e expressão facial, uso de caneta e papel para escrever e placas de ortografia e imagens que podem ser apontadas), até opções de alta tecnologia, como digitação em *tablets* ou telefones e uso de *software* de texto para fala. Um indivíduo que não fala pode usar uma variedade de ferramentas de CAA ou ter preferência por alguma em especial. Como esses métodos serão mais lentos do que a interação falada, é indispensável compreender que incentivar um paciente a se comunicar por qualquer meio mais adequado torna a interação mais útil para todos, ainda que para isso mais tempo seja despendido no atendimento.

Particularmente na faixa etária pediátrica, a literatura recomenda realizar uma abordagem centrada no paciente e na família (PFCC), que inclui reconhecer a experiência e o conhecimento dos pais e integrar suas sugestões no plano de atendimento[23-25]. Já que cada autista é único, nada mais lógico que os cuidadores participem ativamente desse processo, pois são eles que melhor conhecem as particularidades daquele indivíduo em específico. Sugestões sobre preferências de comunicação, sensibilidades sensoriais e estratégias de manejo do comportamento podem facilitar o entendimento das necessidades de cada paciente autista pela equipe de saúde, promovendo melhor interação, eficácia no atendimento e melhorando a experiência do paciente no departamento de emergência.

Dentro dessa premissa de abordagem centrada no paciente, um exemplo é o protocolo *See-Hear-Feel-Speak*, descrito por Samet e Luterman que oferece um sistema de quatro etapas para melhorar as interações com pacientes autistas[26]. Este protocolo envolve:

1. **Ver (*see*):** observar comportamento e identificar sinais de desconforto ou estresse.
2. **Ouvir (*hear*):** escutar ativamente os cuidadores e o próprio paciente se possível, para entender suas preferências e necessidades.
3. **Sentir (*feel*):** considerar sensibilidades sensoriais e fazer ajustes necessários no ambiente.

4. **Falar (*speak*):** comunicação clara, simples e direta, com linguagem acessível e, se necessário, com uso de métodos de comunicação alternativos. Ele enfatiza a importância de observar o comportamento do paciente, ouvir as preocupações dos cuidadores, sentir o ambiente para identificar possíveis estressores sensoriais e falar de forma clara e direta com o paciente.

Por último, ressalto que, por conta da singularidade individual do espectro, é improvável que uma abordagem única funcione de modo adequado para todos os TEA; dessa forma, ajustes na comunicação devem ser feitos para cada paciente. Por conta disso, esforços têm sido feitos para criar relatórios individualizados sobre as necessidades particulares de cada autista; um exemplo é a Ferramenta de Acomodações de Saúde do Autismo (AHAT), na qual, a partir do preenchimento de uma pesquisa pelo paciente ou seu apoiador, é criada automaticamente uma carta de apresentação personalizada para o provedor de saúde[27]. A AHAT foi avaliada positivamente por mais de 80% dos prestadores de saúde e dos pacientes como uma ferramenta bastante útil que facilitou o atendimento e a comunicação, além de garantir o respeito à singularidade do paciente com TEA.

CUIDADOS EM COMUNICAÇÃO COM PACIENTES COM TEA[8-11,13,14,20,22,23,28]

1. **Antes de tudo, considerar fatores com potencial de interferir negativamente na comunicação:**
   - Fazer ajustes no ambiente e diminuir estímulos sensoriais dentro do possível.
   - Minimizar esperas excessivas, incertezas e interrupções.

   - Avaliar a ansiedade/angústia excessiva por parte do paciente.
   - Ter clareza de que as dificuldades de comunicação ocorrem em ambos os sentidos e buscar entender a visão de mundo do paciente autista.
2. **Usar linguagem clara e direta com frases curtas e simples.** Pessoas com TEA têm dificuldade em lidar com perguntas muito abertas e subjetivas e/ou com várias opções de escolha. Além disso, buscar evitar jargões médicos, bem como sentenças muito longas ou gramaticalmente complexas, procurando dividi-las em perguntas mais direcionadas e limitando a variedade de opções.
3. **Permitir tempo extra para o processamento das informações e tomada de decisões.** É comum que pessoas autistas precisem de um tempo maior para assimilarem o conteúdo de uma conversa e que não respondam às perguntas de forma imediata. O melhor nessa situação é dar alguns instantes para o paciente situar-se e processar o que foi comunicado. Cuidado ao tentar repetir ou reformular a pergunta, pois isso pode trazer o efeito inverso do esperado, prolongando ainda mais o tempo de resposta.
4. **Evitar sobrecarregar o paciente com excesso de linguagem oral,** principalmente se entregue de forma rápida. Perguntas longas com muitos subtópicos são mais propensas a provocar atrasos e aumentar o estresse durante o atendimento médico. Mantenha as perguntas focadas, perguntando-as uma de cada vez, e dê uma pausa para o paciente conseguir pensar e responder.
5. **Manter tarefas separadas.** Pessoas autistas costumam ter dificuldades em lidar com vários canais de entrada; isso inclui prestar atenção em mais de uma tarefa simultaneamente. Por exemplo, primeiro conversar com o paciente e

só depois partir para o exame fisico. Além disso, sempre informar o que acontecerá a seguir e permitir um momento de transição entre as etapas.

6. **Informar antes de tocar o paciente.** Essa cautela é relevante tanto para pessoas com TEA quanto indivíduos neurotípicos, que podem ficar incomodados ou desconfortáveis com o toque de pessoas diferentes das quais estão acostumados.
7. **Ter cuidado com "conversa fiada".** Tentar estabelecer um relacionamento com a conversa (através de interesses em comum, por exemplo) pode ajudar em alguns momentos, mas, quando de forma excessiva, pode ser uma distração e tornar-se contraproducente, aumentando os níveis de estresse na interação.
8. **Não espere que a pessoa autista capte pistas ou dicas não verbais.** O paciente TEA pode ter dificuldade em perceber pistas não verbais para adaptar sua comunicação ou comportamento. Logo, deve ser explicitamente informado caso necessite mudar sua comunicação (por exemplo, ser mais ou menos detalhista nas informações).
9. **Minimizar dependência da comunicação não verbal.** A linguagem não verbal não deve ser valorizada em excesso nem usada como parâmetro único na avaliação de um paciente autista. Ideal perguntar diretamente ao paciente sobre sua interpretação dos eventos, no lugar de fazer suposições baseadas na sua linguagem não verbal. Lembrar que a linguagem corporal ou expressões faciais do autista podem não combinar com sua fala, como referir dor ao mesmo tempo que está sorrindo.
10. **Por conta da autopercepção alterada, ter atenção especial à manifestação e quantificação da dor.**

11. **Buscar sempre o cuidado centrado no paciente e, especialmente na faixa etária pediátrica, com auxílio e participação ativa dos cuidadores.**
12. **Apoiar o método de comunicação preferido do paciente e não insistir somente na linguagem falada.** Caso perceba dificuldade de comunicação por angústia ou ansiedade, ofereça estratégias de comunicação alternativa (por exemplo, escrita ou até visual, como quadros de comunicação, se disponíveis). É recomendado inclusive perguntar de antemão ao paciente ou à família se há preferência de comunicação e/ou se trouxeram informações escritas para compartilhar.
13. **Apoiar não falantes a usar formas alternativas de comunicação e sempre assumir a capacidade de comunicação.** Lembrar que o uso de ferramentas de comunicação alternativa deve ser sempre centrado no indivíduo que decidirá quando e se vai usá-lo.
14. **Ter abertura para fornecer informações de formas variadas (verbais, escritas ou visuais).** Anotar pontos importantes e entregar plano por escrito de informações e ações pós-alta é uma forma de reduzir eventuais mal-entendidos e otimizar a incorporação da informação.
15. **Checar o entendimento mútuo em todas as etapas do atendimento.** Certifique-se de que a informação transmitida foi compreendida pelo paciente. Pode-se pedir que ele repita o que foi dito, como forma de identificar eventuais dificuldades de compreensão.
16. **Ser explícito em suas instruções e expectativas.** Lembrar que pessoas com TEA pensam de forma mais literal e têm inabilidade em "ler as entrelinhas" de uma conversa, por isso é importante ter clareza ao comunicar decisões e próximos passos. Não esquecer que pessoas autistas tendem a não oferecer informações, a menos que tenham sido so-

licitadas especificamente, e pode não estar claro para elas quanta informação fornecer. Além disso, elas comumente enfrentam desafios com funções executivas, como priorização e resumo de sintomas e problemas de saúde, planejamento e lembrar detalhes de medicações.

Por fim, um atendimento com empatia envolve adotar a perspectiva do outro e compreender o mundo a partir desse novo ponto de vista, mesmo que seja completamente diverso do seu. Somente dessa forma é possível construir pontes sólidas de entendimento real, que promovam a inclusão genuína dessas minorias na sociedade e transformem sentimentos atuais de ansiedade e frustração em acolhimento genuíno.

REFERÊNCIAS BIBLIOGRÁFICAS

1. American Psychiatric Association. Diagnostic and statistical manual of mental disorders. 5. ed. Washington, DC: APA; 2013.
2. Cashin A, Buckley T, Trollor JN, Lennox N. A scoping review of what is known of the physical health of adults with autism spectrum disorder. J Intellect Disabil. 2018;22(1):96-108.
3. Weiss JA, Isaacs B, Diepstra H, Wilton AS, Brown HK, McGarry C, et al. Health concerns and health service utilization in a population cohort of young adults with autism spectrum disorder. J Autism Dev Disord. 2018;48:36-44.
4. Vohra R, Madhavan S, Sambamoorthi U. Emergency department use among adults with autism spectrum disorders (ASD). J Autism Dev Disord. 2016;46(4):1441-54.
5. Nicolaidis C, Raymaker D, McDonald K, Dern S, Boisclair WC, Ashkenazy E, et al. Comparison of healthcare experiences in autistic and non-autistic adults: a cross-sectional online survey faci-

litated by an academic-community partnership. J Gen Intern Med. 2013;28(6):761-9.

6. HM Government. The national strategy for autistic children, young people and adults: 2021 to 2026. 2021.
7. Zwaigenbaum L, Nicholas DB, Muskat B, Kilmer C, Newton AS, Craig WR, et al. Perspectives of health care providers regarding emergency department care of children and youth with autism spectrum disorder. J Autism Dev Disord. 2016;46(5):1725-36.
8. Mason D, Ingham B, Urbanowicz A, Michael C, Birtles H, Woodbury-Smith M, et al. A systematic review of what barriers and facilitators prevent and enable physical healthcare services access for autistic adults. J Autism Dev Disord. 2019.
9. Doherty M, Neilson S, O'Sullivan J, Carravallah L, Johnson M, Cullen W, et al. Barriers to healthcare access and self-reported adverse outcomes for autistic adults: a cross-sectional study. BMJ Open. 2022.
10. Mason D, Ingham B, Birtles H, Michael C, Scarlett C, James IA, et al. How to improve healthcare for autistic people: a qualitative study of the views of autistic people and clinicians. Autism. 2021;25(3):774-85.
11. Doherty M, McCowan S, Shaw SC. Autistic SPACE: a novel framework for meeting the needs of autistic people in healthcare settings. Br J Hosp Med (Lond). 2023;84(4):1-9.
12. Saqr Y, Braun E, Porter K, Barnette D, Hanks C. Addressing medical needs of adolescents and adults with autism spectrum disorders in a primary care setting. Autism. 2018;22(1):51-61.
13. Haydon C, Doherty M, Davidson IA. Autism: making reasonable adjustments in healthcare. Br J Hosp Med. 2021;82(12):1-11.
14. Hamdan SZ, Bennett A. Autism-friendly healthcare: a narrative review of the literature. Cureus. 2024;16(7):e64108.
15. Centers for Disease Control and Prevention. Autism spectrum disorder. [acesso em abril de 2025]. Disponível em: https://www.cdc.gov/autism/index.html

16. Zerbo O, Massolo ML, Qian Y, Croen LA. A study of physician knowledge and experience with autism in adults in a large integrated healthcare system. J Autism Dev Disord. 2015;45(12):4002-14.
17. Morris R, Greenblatt A, Saini M. Healthcare providers' experiences with autism: a scoping review. J Autism Dev Disord. 2019;49(6):2374-88.
18. Venkat A, Jauch E, Russell WS, Crist CR, Farrell R. Care of the patient with an autism spectrum disorder by the general physician. Postgrad Med J. 2012;88(1042):472-81.
19. Milton DE. On the ontological status of autism: the 'double empathy problem. Disability Soc. 2012;27(6):883-7.
20. Nicolaidis C, Raymaker DM, Ashkenazy E, McDonald KE, Dern S, Baggs AE, et al. "Respect the way I need to communicate with you": Healthcare experiences of adults on the autism spectrum. Autism. 2015;19(7):824-31.
21. Murray D, Lesser M, Lawson W. Attention, monotropism and the diagnostic criteria for autism. Autism. 2005;9(2):139-56.
22. Gema W. More than words: supporting effective communication with autistic people in health care settings. 2022.
23. Brignell A, Chenausky KV, Song H. Zhu J, Suo C, Morgan AT. Communication interventions for autism spectrum disorder in minimally verbal children. Cochrane Database Syst Rev. 2018.
24. Nicholas DB, Muskat B, Zwaigenbaum L, Greenblatt A, Ratnapalan S, Kilmer C, et al. Patient and family-centered care in the emergency department for children with autism. Pediatrics. 2020;145(Suppl 1):S93-S98.
25. Nicholas DB, Zwaigenbaum L, Muskat B, Craig WR, Newton AS, Cohen-Silver J, et al. Toward practice advancement in emergency care for children with autism spectrum disorder. Pediatrics. 2016;137 suppl 2:S205-11.
26. Samet D, Luterman S. See-hear-feel-speak: a protocol for improving outcomes in emergency department interactions with patients with autism spectrum disorder. Pediatr Emerg Care. 2019;35(2):157-9.

27. Nicolaidis C, Raymaker D, McDonald K, Kapp S, Weiner M, Ashkenazy E, et al. The development and evaluation of an online healthcare toolkit for autistic adults and their primary care providers. J Gen Inter Med. 2016;31(10):1180-9.
28. Wilson R, Thompson AR, Rowse G, Freeth M. The experience of seeking, receiving, and reflecting upon a diagnosis of autism in the UK: a meta-synthesis of qualitative studies conducted with autistic individuals. Res Autism Spectr Disord. 2023;103:102135.

15

Sua comunicação acolhe ou afasta? O papel da comunicação clínica na promoção da equidade

Vladimir Gomes Alves Júnior
Carlos Francisco da Silva

William Osler, médico do século XIX, um dos pais da Medicina moderna, foi pioneiro em reconhecer a importância da comunicação na prática clínica. Ele tem o seu nome associado à autoria de uma famosa frase: "o bom médico trata a doença; o grande médico trata o paciente que tem a doença"[1,2]. É interessante como uma ideia evocada há tanto tempo consegue se manter viva e relevante até hoje, mesmo após tantos avanços técnicos e tecnológicos da Medicina. Essa perspectiva trazida por Osler enfatiza como o cuidado em saúde, no geral, deve ir além do diagnóstico e tratamento de uma condição clínica com sua fisiopatologia e aspectos puramente técnicos, mas também deve envolver aspectos não cognitivos, amplamente chamados hoje de *soft skills* – os quais envolvem, por exemplo, a escuta ativa, a empatia e a compreensão do contexto único de cada paciente[3].

Paul Watzlawick, influente psicólogo austríaco do século XX, traz em sua obra *Pragmatics of Human Communication* (1967) a célebre ideia de que "não se pode não comunicar"[4]. Nesse contexto, podemos entender que toda ação ou comportamento, mesmo que silencioso, não verbalizado efetivamente, possui um conteúdo comunicativo, trazendo luz ao conceito da linguagem não verbal no processo de comunicação.

Nesse contexto, uma metodologia que vem ganhando cada vez mais força ao longo dos últimos anos é o Método Clínico Centrado na Pessoa (MCCP). Com importantes estudiosos, como Carl Rogers, Ian McWhinney, Moira Stewart e Joseph Levenstein, essa forma de abordagem clínica surgiu da demanda dos pacientes por um atendimento que contemplasse de maneira mais abrangente suas necessidades, preocupações e vivências sociais relacionadas ao processo de saúde e doença[5,6].

Independentemente se no cuidado público ou no privado, se em contexto eletivo ou de urgência, o cenário do cuidado à saúde apresenta globalmente desafios sociais e culturais de diferentes proporções. A comunicação clínica, nesse sentido, se mostra não apenas como espaço para coleta de dados da anamnese e proposta de plano terapêutico, mas também como campo de encontro no qual empatia e inclusão devem caminhar lado a lado, mesmo que isso não precise representar a criação de vínculo além do profissional entre o médico e o paciente.

Imagine um paciente imigrante que, ao tentar relatar seus sintomas, depara com barreiras linguísticas e a sensação de não ser compreendido; um idoso que, por conta de estereótipos associados à sua idade, tem suas queixas minimizadas; uma pessoa transgênero que enfrenta olhares de desconfiança e comentários inapropriados ao buscar atendimento; ou, ainda, uma pessoa negra que, ao experienciar um quadro álgico (vítima de trauma ou durante o trabalho de parto, por exemplo), não recebe a analgesia adequada, tendo a sua dor subestimada por uma equipe que, inconscientemente, carrega preconceitos arraigados[7-11]. Esses cenários, obtidos em reportagens recentes, bancos de ouvidoria em saúde ou até mesmo durante entrevistas clínicas realizadas pelo autor, evidenciam como a comunicação – ou a falta dela – pode agravar desigualdades e impactar diretamente na qualidade do cuidado prestado.

Parafraseando o dito popular "gato escaldado tem medo de água fria": paciente que já foi mal acolhido tem receio até do toque de um médico distante. Diante disso, proponho a reflexão: nossa comunicação cotidiana tem acolhido ou afastado nossos pacientes? Vou além: quanto temos nos preocupado com isso?

Ao longo deste capítulo, discutiremos como a forma de se comunicar pode transformar a experiência do paciente e contribuir para a equidade em saúde. Inicialmente, abordaremos a dificuldade que muitos enfrentam para expressar suas queixas, especialmente quando pressentem que o profissional não os compreenderá plenamente ou não demonstrará interesse em suas particularidades. Essa percepção pode levar ao silêncio, à omissão de informações importantes e, consequentemente, a diagnósticos imprecisos e tratamentos inadequados.

O MÉDICO COMO MAESTRO DA COMUNICAÇÃO

O cotidiano da assistência médica, sobretudo a hospitalar e pré-hospitalar, está repleta de cenários desafiadores que exigem decisões rápidas para condições complexas que, comumente, não vêm acompanhadas de todas as informações necessárias para tomarmos a decisão mais precisa. Diante disso, somos inconscientemente levados a usar repertórios pessoais e de experiência clínica prática para buscar estigmas de comorbidades comuns para supor a probabilidade pré-teste de uma condição e, a partir disso, tomar condutas sem ao menos buscar entender diretamente do paciente o que ele tem a contribuir conosco no entendimento da sua condição.

Nesse cenário, vieses conscientes e inconscientes estarão diversas vezes envolvidos nesse raciocínio e podem, por vezes, distorcer nosso entendimento do real cenário e comprometer a assertividade diagnóstica[12]. Trazer luz a essa fragilidade humana vivida por nós, médicos, em algumas situações do dia a dia pode ser o primeiro passo para buscarmos formas de evitá-la e, assim como um maestro no processo de comunicação, definir intencionalmente o ritmo e a dinâmica com a qual comunicação verbal e não verbal com pacientes e acompanhantes será conduzida.

Estudos e relatos clínicos demonstram que a comunicação e a percepção inadequada podem ser fruto de um pensamento "rápido", conforme descrito por Daniel Kahneman em *Thinking, Fast and Slow*[13], nos quais atalhos mentais levam à generalização e à incorporação de estereótipos no processo diagnóstico[14].

Exemplos disso seriam subestimação de queixas trazidas por pacientes historicamente marginalizados, como pacientes com baixo letramento acadêmico, com condições de higiene precárias, usuários de substâncias entorpecentes, portadores de condições psiquiátricas, entre outros.

A reflexão proposta em *Thinking, Fast and Slow* incentiva que adotemos, portanto, um raciocínio mais deliberado – o pensamento "lento" – no intuito de mitigar a influência dos vieses[13]. Algumas estratégias práticas poderiam incluir:

- **Reflexão crítica:** o autoconhecimento dos próprios preconceitos seria um importante passo na elaboração de diagnósticos diferenciais, a fim de evitar ancoragens diagnósticas em populações específicas.
- **Comunicação empática e atenta:** para médicos que socialmente já se encontram em posição de privilégio social, demonstrar intencionalmente ao paciente potencialmente fragilizado seu real interesse em entender sua queixa, com postura e tom de voz intencionalmente receptivos, elaboração de perguntas abertas que respeitem o nível de vocabulá-

rio que o paciente possa entender, escuta ativa evitando interrupções, validação de emoções e explicação do raciocínio e suas hipóteses, bem como convite ao paciente para participar da elaboração do plano terapêutico, quando possível.

- **Atenção aos detalhes e coragem para perguntar em caso de dúvida:** a relação entre médico e paciente é construída, antes de tudo, com base na confiança. Para pessoas LGBTQIAPN+, essa relação pode estar fragilizada desde o início, devido a experiências anteriores de discriminação, negligência ou até mesmo violência institucional, no qual a pessoa pode ter se sentido invalidada em contatos anteriores com o serviço de saúde. Nessa situação, um dos passos fundamentais do acolhimento é o uso correto do nome e dos pronomes – que não é apenas uma questão de educação, mas de respeito e reconhecimento da identidade do paciente. Chamar uma pessoa pelo nome que ela escolheu para si mesma valida sua existência e reforça o seu desejo intencional de acolhê-la da forma como ela aceita. Para evitar situações constrangedoras, é fundamental não fazer suposições sobre a identidade de gênero do paciente. Caso haja alguma dúvida diante da apresentação fenotípica do paciente, uma abordagem simples e respeitosa poderia ser, logo ao início do atendimento, perguntar de forma natural: "Como você prefere ser chamado? Quais pronomes devo usar?". Além disso, institucionalmente, a inclusão do nome social e dos pronomes no prontuário médico é uma medida essencial para garantir um atendimento coerente e respeitoso por toda a equipe assistencial.

Essa abordagem consciente e intencional permite transformar a percepção do paciente sobre o que é o cuidado de saúde e pode, inclusive, aumentar as chances da adesão ao tratamento, uma vez que ele se sente realmente individualizado e compreendido. Sem essas estratégias, poderíamos passar despercebidos por relatos que o paciente não se sentiria confortável de compartilhar, por não saber o quanto isso influenciaria o raciocínio do médico, por exemplo[15].

PEDRAS NO MEIO DO CAMINHO

No entanto, como já diria o poeta brasileiro Carlos Drummond de Andrade, "no meio do caminho tinha uma pedra". Assim é na prática médica diária, em que cenários desafiadores fazem parte da rotina.

Em geral, o médico acusado de falta de empatia na sua comunicação não o faz de forma intencional. A "falta de humanidade" ou "excesso de rispidez" trazidos em queixas de pacientes insatisfeitos com a relação médico-paciente estabelecida em sua consulta, em geral, é resultado de uma equação complexa que envolve fatores de controle do médico e fatores sistêmicos não controlados pelo profissional[16].

Exemplos de fatores que são de controle do profissional: postura, habilidades de comunicação, escolha apropriada de palavras (evitar o uso jargões técnicos de forma excessiva), intencionalidade na comunicação não verbal.

Exemplos de fatores sistêmicos de difícil controle: superlotação do sistema de saúde, condições insalubres de prática, tempo limitado de consulta, diferenças sociais e preconceitos estruturais[16].

Entender quais são as "pedras" que causam ruído em nossa comunicação e quais ferramentas de comunicação e aprimoração pessoal – ou do sistema – temos para retirar do caminho deve ser nosso compromisso ao pavimentar a experiência do paciente como uma jornada o mais plena possível.

Todavia, é importante ser realista. Superar esses obstáculos em prol de uma comunicação mais inclusiva não é uma tarefa simples. Diante disso, é fundamental que haja intencionalidade nos nossos atos até que virem hábitos. Sempre ter em mente a importância da busca pelo viés inconsciente a fim de melhorar a experiência do paciente e evitar ancoragens diagnósticas é essencial para garantir um atendimento de qualidade, equitativo e sensível às necessidades dos pacientes. Essas reflexões trazidas ao longo do capítulo não apenas melhorarão a qualidade da assistência no processo do diagnóstico e do tratamento, como fortalecerão a relação médico-paciente. Para finalizar a nossa conversa com um outro ensinamento de Osler: "O primeiro degrau para o sucesso em qualquer trabalho é o interesse por ele".

REFERÊNCIAS BIBLIOGRÁFICAS

1. Conselho Federal de Medicina. William Osler: medicina e humanismo. 2019. [acesso em abril de 2025]. Disponível em: https://humanos.cfm.org.br/2019/06/26/william-osler-medicina-e-humanismo/
2. Rebêlo J. Pense como Sir William Osler: o médico à frente de seu tempo. LinkedIn, 2019. [acesso em abril de 2025]. Disponível em: https://pt.linkedin.com/pulse/pense-como-sir-william-osler-m%C3%A9dico-frente-de-seu-tempo-rebelo
3. ABRAF. O que separa os bons médicos dos ótimos? 2023. [acesso em abril de 2025]. Disponível em: https://abraf.ong/o-que-separa-os-bons-medicos-dos-otimos/
4. Watzlawick P, Beavin JH, Jackson DD. Pragmatics of human communication: a study of interactional patterns, pathologies, and paradoxes. Nova Iorque: W. W. Norton & Company; 1967.

5. Stewart M, Brown JB, Weston WW, McWhinney IR, McWilliam CL, Freeman TR. Medicina centrada na pessoa: transformando o método clínico. 3ª ed. Porto Alegre: Artmed; 2017.
6. Futuro da Saúde. Método clínico centrado na pessoa. 2024. [acesso em abril de 2025]. Disponível em: https://futurodasaude.com.br/metodo-clinico-centrado-na-pessoa/
7. UOL. Saúde da população negra: violência obstétrica, racismo estrutural e falta de políticas públicas. VivaBem; 2021. [acesso em maio de 2025]. Disponível em: https://www.uol.com.br/vivabem/reportagens-especiais/saude-da-populacao-negra/
8. Câmara dos Deputados (Brasil). Especialista reclama de racismo institucional no atendimento à saúde da mulher negra. Agência Câmara de Notícias; 2015. [acesso em maio de 2025]. Disponível em: https://www.camara.leg.br/noticias/461196-especialista-reclama-de-racismo-institucional-no-atendimento-a-saude-da-mulher-negra
9. Lima TC, Bueno SMV, Valle CWB. Institutional racism: a challenge to equity in the National Health System (SUS)? Saúde Soc. 2007;16(2):146-55.
10. UNAIDS Brasil. Mais de 90% da população trans já sofreu discriminação na vida. 2020. [acesso em maio de 2025]. Disponível em: https://unaids.org.br/2020/01/mais-de-90-da-populacao-trans-ja-sofreu-discriminacao-na-vida/
11. CDD – Crônicas do Dia a Dia. Etarismo: o preconceito contra idosos e o impacto na saúde. 2023. [acesso em maio de 2025]. Disponível em: https://cdd.org.br/noticias/etarismo-o-preconceito-contra-idosos-e-o-impacto-na-saude
12. Institute for Healthcare Improvement. How to reduce implicit bias. 2023. [acesso em abril de 2025]. Disponível em: https://www.ihi.org/pt-br/insights/how-reduce-implicit-bias
13. Kahneman D. Thinking, fast and slow. Nova Iorque: Farrar, Straus and Giroux; 2011.

14. Manual MSD. Erros cognitivos na tomada de decisão clínica. 2023. [acesso em abril de 2025]. Disponível em: https://www.msdmanuals.com/pt/profissional/t%C3%B3picos-especiais/tomada-de-decis%C3%A3o-cl%C3%ADnica/erros-cognitivos-na-tomada-de-decis%C3%A3o-cl%C3%ADnica
15. Rosenberg MB. Comunicação não violenta: técnicas para aprimorar relacionamentos pessoais e profissionais. São Paulo: Ágora; 2006.
16. Salles AA. Transformações na relação médico-paciente na era da informatização. Rev Bioét (Impr.) 2010. [acesso em maio de 2025]. Disponível em: https://revistabioetica.cfm.org.br/revista_bioetica/article/view/535

16

A importância da experiência do paciente no sistema de saúde

Pryscila Bernardo Kiehl
Cristiane Yahara Seko
Flavia Nascimento de Camargo

As organizações são sistemas dinâmicos e complexos compostos por uma diversidade de seres humanos com experiências de vida e histórias diferentes, tornando-as órgãos com propósito e função extraordinários. Os sistemas de saúde tradicionais foram concebidos em um contexto de doença e de cuidado episódico, em que o paciente busca o tratamento para a sua condição pontual. Importante reafirmar, ainda, que há diferentes modelos de atenção em saúde, que podem ser definidos como combinações tecnológicas estruturadas em função de problemas de saúde (danos e riscos) que compõem o perfil epidemiológico de uma dada população e que expressam necessidades sociais de saúde historicamente definidas[1-4].

A adaptação dos sistemas de saúde às transformações demográficas e epidemiológicas tem se tornado um desafio crescente. O aumento da prevalência de doenças crônicas e a necessidade de integrar novas tecnologias, bem como a gestão dos custos e o financiamento da saúde, tornam essencial a reformulação das abordagens assistenciais. Dentro desse cenário, as experiências vividas pelos pacientes e suas famílias em cada interação com o sistema de saúde impactam diretamente a percepção da qualidade do cuidado recebido. Logo, toda organização de saúde é fortemente impactada pela percepção de seus pacientes e suas famílias[3-5].

Ao falarmos em experiência do paciente, precisamos respeitar sua jornada, tornando-a bem-sucedida. Mas, para termos sucesso nela, precisamos dominar, além da segurança e da qualidade assistencial, um dos atributos da qualidade em saúde: colocar em prática o cuidado centrado na pessoa[6].

A experiência do paciente é um conceito que transcende a satisfação individual e está diretamente relacionada à qualidade do cuidado prestado. A National Academy of Medicine, em 2001, definiu o cuidado centrado na pessoa como aquele que respeita e responde às preferências, necessidades e valores individuais, assegurando que os valores do paciente orientem todas as decisões clínicas. A implementação desse modelo é pautada em princípios como respeito pelos valores e necessidades dos pacientes, coordenação do cuidado, conforto físico, apoio emocional e envolvimento da família. Estudos demonstram que a adoção do cuidado centrado na pessoa tem correlação estatisticamente significativa com melhorias nos desfechos clínicos, na satisfação dos pacientes e na eficiência operacional das organizações de saúde. A Organização Mundial da Saúde (OMS) enfatiza que esse modelo deve ser abrangente, contínuo e focado no bem-estar geral do indivíduo, considerando aspectos físicos, mentais, emocionais e sociais[2,7-9].

A experiência do paciente, conforme definido pelo *The Beryl Institute*, corresponde à soma de todas as interações moldadas pela cultura organizacional que influenciam a percepção do paciente ao longo de sua jornada assistencial. O modelo desenvolvido pelo *Institute for Patient Experience* (IEXP) categoriza essa experiência em cinco dimensões: física, de saúde, emocional, social e simbólica (cultural). Dessa forma, a experiência do paciente não apenas influencia indicadores de desempenho, mas também afeta os resultados clínicos e a eficiência das instituições de saúde[4,8].

Quando o pilar do cuidado centrado no paciente e da entrega da excelência na jornada estão integrados com a estratégia da organização, o paciente recebe e vive uma experiência excelente, alcançando melhores desfechos clínicos[10].

EXPERIÊNCIA EM SAÚDE

No contexto da entrega de valor em saúde, o *Institute for Healthcare Improvement* (IHI) propõe o modelo *Quintuple Aim*, composto por cinco elementos fundamentais: melhoria da saúde populacional, redução do custo *per capita*, aprimoramento da experiência do paciente, promoção da saúde e bem-estar dos profissionais e avanço da equidade em saúde (**Figura 1**). Esse modelo reforça a importância de uma abordagem assistencial centrada no paciente e orientada por resultados[11,12].

Um estudo feito pela Sociedade Brasileira de Experiência do Paciente e Cuidado Centrado na Pessoa – *Expectativas e Experiência do Paciente com Cuidados em Saúde no Brasil* – e publicado em 2024 relata[8,9,12]:

- A comunicação de informações, seja sobre o tratamento ou medicamentos, é avaliada como o mais relevante aos pacientes (61,8%, 60,8%, respectivamente).
- Para 98,1% dos pacientes no serviço privado e 96,7% no serviço público (Sistema Único de Saúde – SUS), a explicação clara do seu plano de tratamento é considerada "extremamente ou muito importante".

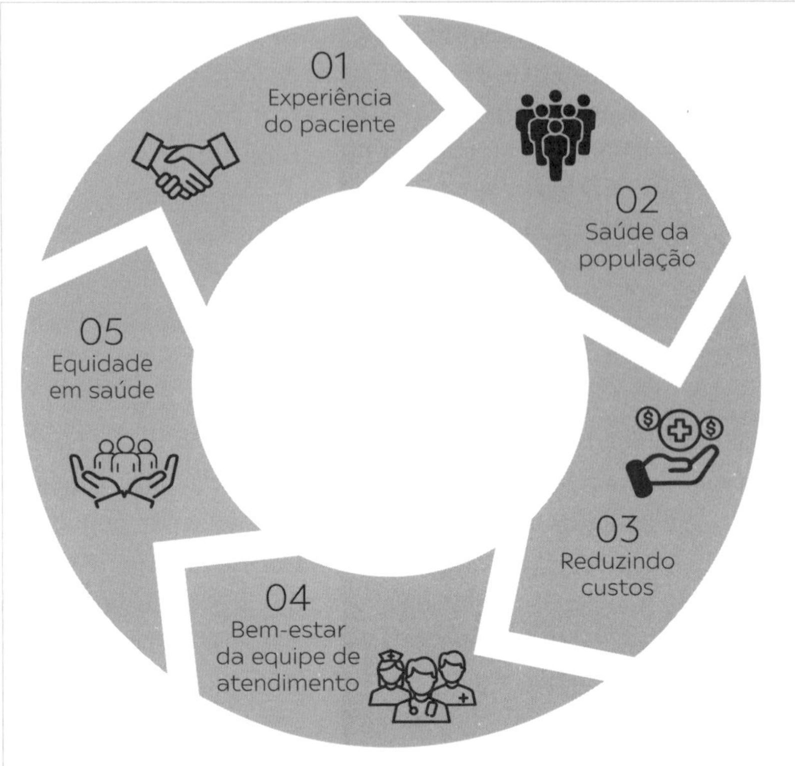

FIGURA 1 Modelo *Quintuple Aim*

Disponível em: https://www.chesshealthsolutions.com/2023/08/01/the-quintuple--aim-what-is-it-and-why-does-it-matter/

- Os pacientes consideram que "ser ouvidos e compreendidos de forma clara" são itens extremamente importantes (71,1%, 68,4% respectivamente).
- 68,4% dos entrevistados valorizam como "extremamente importante" que o atendimento seja adequado às suas necessidades.
- Fazer perguntas e tentar compreender suas necessidades é o 2º item mais importante para o paciente do SUS, enquanto para o paciente privado é o 7º mais relevante.

- Após uma experiência positiva como paciente, 51,9% compartilharam o ocorrido com alguém, enquanto 44,1% fizeram o mesmo após uma experiência negativa.
- Após uma experiência negativa como paciente, 13,7% das pessoas não voltaram a utilizar o serviço com a mesma pessoa/local.
- Quando comparados os pacientes do setor público e privado, ambos valorizam os mesmos itens, porém com intensidades diferentes.
- A diversidade cultural e econômica do Brasil também influencia as expectativas e experiência do paciente com os cuidados em saúde.

Dessa forma, concluímos que é fundamental para as organizações de saúde colocar o paciente, sua família e demais envolvidos no centro da construção do modelo assistencial de cuidados em saúde, dando a oportunidade de coproduzir soluções que de fato impactem suas vidas, seja através de conselhos consultivos, grupos focais, comentários, avaliações ou pesquisas e estudos respondidos[9,13].

A **Figura 2** destaca alguns atributos que contribuem com uma melhor experiência em saúde e favorecem maior engajamento, relacionamentos duradouros, confiança nos serviços prestados e atingimento de expectativas[6].

É certo que esse modelo exige profissionais de saúde com formação mais complexa e ampla, com visão e prática social de interações, capacidade de responder às múltiplas demandas e comunicação mais clara e precisa[6,14].

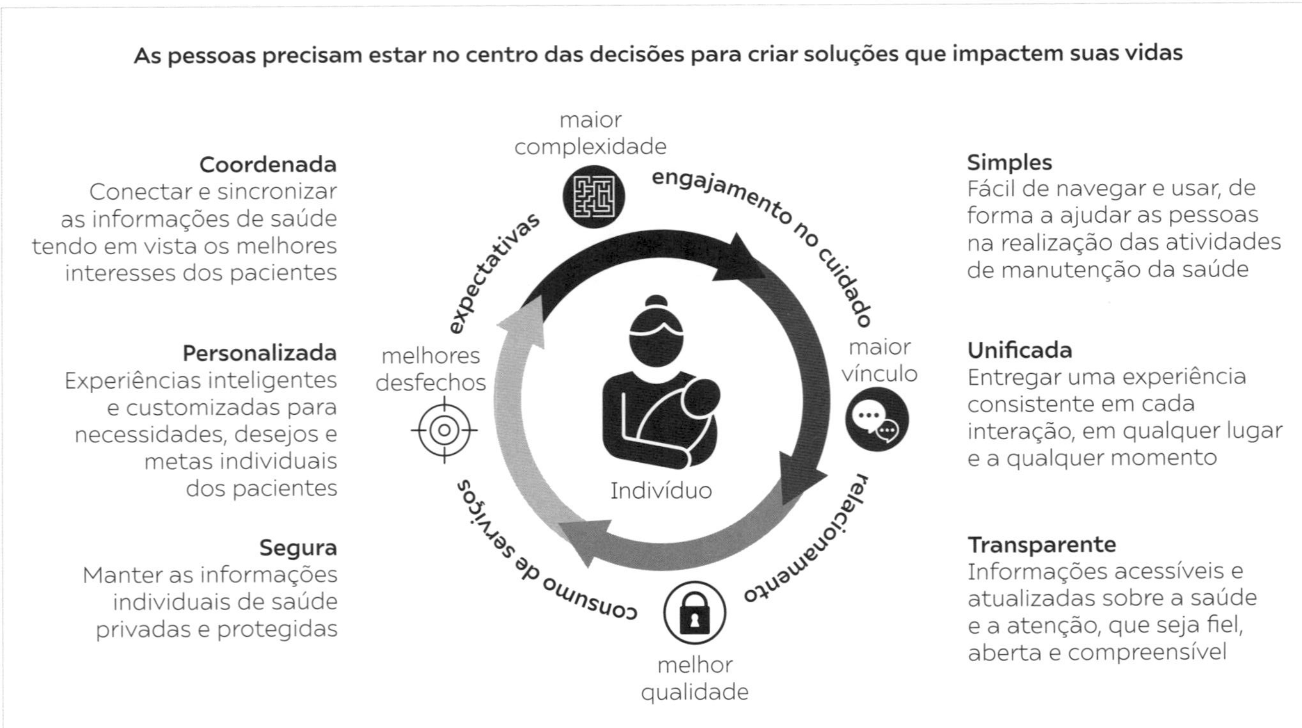
As pessoas precisam estar no centro das decisões para criar soluções que impactem suas vidas
Coordenada
Conectar e sincronizar as informações de saúde tendo em vista os melhores interesses dos pacientes
Personalizada
Experiências inteligentes e customizadas para necessidades, desejos e metas individuais dos pacientes
Segura
Manter as informações individuais de saúde privadas e protegidas
maior complexidade
engajamento no cuidado
maior vínculo
relacionamento
melhor qualidade
consumo de serviços
melhores desfechos
expectativas
Indivíduo
Simples
Fácil de navegar e usar, de forma a ajudar as pessoas na realização das atividades de manutenção da saúde
Unificada
Entregar uma experiência consistente em cada interação, em qualquer lugar e a qualquer momento
Transparente
Informações acessíveis e atualizadas sobre a saúde e a atenção, que seja fiel, aberta e compreensível

FIGURA 2 O poder da experiência no consumo de serviços de saúde

Fonte: Guimarães B; Bem C, 2023.[6]

LÍDERES TRANSFORMACIONAIS E AUTÊNTICOS

O mundo BANI, determinado em 2018 pelo antropólogo e futurologista Jamais Cascio e caracterizado por fragilidade, ansiedade, não linearidade, incompreensibilidade, é considerado uma evolução do mundo VUCA. Ele reflete o avanço tecnológico, os eventos adversos e imprevisíveis e as consequências de um cenário instável e complexo. Para lidarmos com essa imprevisibilidade e mudanças aceleradas, é fundamental estabelecer um ambiente propício e direcionado pelos princípios de aprendizagem contínua, inovação e entregas de valor[1,5,15,16].

Essa realidade exige das lideranças uma capacidade adaptativa, estratégica e inovadora em transformar crenças, valores e comportamentos. A liderança transformacional e autêntica é uma abordagem de gestão na qual a liderança inspira e motiva suas equipes a alcançarem desempenho excepcional, promovendo inovação e mudança cultural dentro da organização[1,17].

Os "Quatro Is" foram desenvolvidos por Bernard M. Bass e têm sido amplamente utilizados para descrever a liderança transformacional[1,10,15,17]:

- ***Idealized influence*** **(influência idealizada):** serve como um exemplo de padrões elevados de conduta ética e moral, sendo admirado, respeitado e seguido pela equipe.
- ***Inspirational motivation*** **(motivação inspiradora):** envolve a capacidade de inspirar e motivar sua equipe a alcançar metas elevadas, usando comunicação eficaz e criando um senso de propósito.
- ***Intellectual stimulation*** **(estimulação intelectual):** esse aspecto envolve a promoção da criatividade e da inovação, incentivando a equipe a pensar de maneira crítica e a abordar problemas de novas maneiras.

- ***Individualized consideration* (consideração individualizada):** refere-se ao apoio personalizado que o líder dá a cada membro da equipe, reconhecendo suas necessidades individuais de crescimento e desenvolvimento.

Esses líderes transformacionais e autênticos precisam de:

- **Comunicação eficaz:** habilidade de comunicar de forma clara e inspiradora, transmitindo a visão e os objetivos da organização.
- **Visão estratégica:** capacidade de definir e articular uma visão que alinha as metas da equipe com as prioridades estratégicas da organização.
- **Desenvolvimento da equipe:** compromisso com o desenvolvimento profissional da equipe, oferecendo oportunidades de crescimento e aprendizado contínuos.
- **Foco na inovação:** estímulo à criatividade e à experimentação, incentivando a equipe a buscar soluções inovadoras.
- **Transparência:** líderes autênticos são abertos e honestos, promovendo um ambiente de confiança.
- **Autoconhecimento:** entendem suas forças e fraquezas, agindo de acordo com seus valores.
- **Decisões balanceadas:** consideram diversas perspectivas antes de tomar decisões justas e imparciais.
- **Moralidade internalizada:** guiam suas ações por princípios éticos fortes.
- **Impacto positivo:** criam ambientes de trabalho saudáveis e motivadores.
- **Confiança relacional:** constroem relações de confiança que fortalecem o engajamento da equipe.

Esta liderança, baseada numa abordagem relacional, deve catalisar e acelerar o processo de transformação por meio do fomento da cultura da centralidade nas pessoas, promoção da mudança da mentalidade para transformar e inovar os modelos assistenciais e fomento à cultura da experiência e utilização de dados e das vozes obtidas dos pacientes[15,17-19].

EXPERIÊNCIA EM SAÚDE NA PRÁTICA

Nos anos 2000, muitas organizações de saúde começaram a implementar pesquisas de satisfação para tentar entender o que os pacientes queriam. A evolução das pesquisas de satisfação levou a considerar o *net promoter score* (NPS) como uma das principais métricas ligadas à satisfação do paciente. Além desta, a aplicação do HCAHPS para medir a experiência dos pacientes passa a contribuir com a percepção destes sobre a qualidade do atendimento hospitalar por meio de domínios como comunicação com médicos e enfermeiros, responsividade da equipe hospitalar, controle da dor e manejo dos sintomas, ambiente hospitalar (limpeza e silêncio), instruções de alta (educação do paciente para o pós-alta) e experiência global (recomendação do hospital e satisfação geral)[14,19].

Muitas organizações de saúde já incorporaram o desenvolvimento da experiência dos seus pacientes como direcionador estratégico e de diferenciação competitiva. Isso porque existe uma tendência mundial para maior responsabilização nos cuidados em saúde e incentivos por entregas de qualidade e melhores experiências. A experiência pressupõe a participação coletiva em todos os aspectos e uma visão de "fora para dentro", deixando de olhar apenas para os protocolos e processos e enxergando o cuidado a partir do foco do paciente, considerando o que é importante para ele e seus familiares[13].

A primeira etapa pelas quais essas organizações passaram foi a definição da cadeia de valor primordial para sua estratégia, bem como a identificação de todos os atores, sistemas, processos, fluxos, estruturas, capacitação, expectativas, dores vivenciadas e gargalos impostos (essa fase chamamos de descoberta ou *discovery*). Após essa etapa se inicia a fase de implantação ou *delivery*, que deve ter como premissa o foco nas entregas que mais geram valor para os pacientes e acompanhá-las através de indicadores direcionados e significativos.

Quando possível, as pessoas escolherão as organizações e os profissionais de saúde que as fizeram se sentir acolhidas e com quem tiveram uma conexão emocional, entregando experiências personalizadas e atraentes. Nesse sentido, as medidas de resultados relatados pelo paciente (*patient-reported outcome measures* – PROM) e os autorrelatos da percepção do paciente sobre a sua experiência enquanto recebe o atendimento (*patient-reported experience measures* – PREM) estão cada vez mais norteando e monitorando o progresso dessas pessoas.

O propósito é um pilar essencial para se criar uma cultura de experiência do paciente, onde o melhor interesse deste é o único a ser considerado. Desde 2019, o HIAE fez a sua identidade de atendimento que traduz os princípios e os valores em padrões de comportamento e atitudes a serem utilizados nas interações com pacientes e familiares, nos processos assistenciais e administrativos (**Figura 3**).

Aprofundando esse modelo, temos os seguintes direcionamentos:

- **Segurança:** um valor para a instituição e essencial para a vida e saúde das pessoas: pacientes, familiares e colaboradores. Componentes atuantes:
  - Tenho consciência situacional e tenho percepção de risco.

FIGURA 3 Logomarca usada pelo Hospital Israelita Albert Einstein

- Sou qualificado e capacitado profissionalmente.
- Escuto a voz do paciente, da família e do colega.
- Valorizo a transparência e o aprendizado com o erro; nenhum erro é tão grande que não possa ser corrigido.
- Mantenho a confidencialidade das informações do paciente sob minha responsabilidade.

- **Paixão em servir:** refere-se à maneira como fazemos as coisas, mostrando uma atitude genuína de servir ao próximo com amor, humildade, respeito e empatia, demonstrando comprometimento, prontidão, colaboração e acolhimento. Componentes atuantes:
  - Sou comprometido com a missão.
  - Sou solidário com paciente e família.
  - Sou sensível para a necessidade do outro e tenho empatia.
  - Cuido e sirvo bem.
  - Sou cooperativo e colaborativo.
- **Atenção aos detalhes:** é a forma como buscamos encantar pacientes e familiares, cuidando de todos os detalhes e pro-

porcionando a melhor experiência no atendimento. Componentes atuantes:

- Nada é tão pequeno que não mereça a minha atenção.
- Eu antecipo as necessidades do paciente.
- Atendo com prontidão e agilidade.
- Reconheço a importância da consistência em tudo o que faço.
- Não é comigo, mas é!

Com isso, acreditamos na formação de uma consciência, ampliação das perspectivas, desenvolvimento de atitudes práticas de valores, ou seja, prestar um cuidado que transcenda o indivíduo e o tempo. Não se trata de fazer melhorado o cuidado, é cuidar de maneira diferenciada que cada vez mais proporcione valor e bem-estar aos pacientes e seus familiares[18].

A adoção de estratégias baseadas na experiência do paciente não apenas melhora os desfechos clínicos, mas também fortalece a relação entre pacientes, profissionais e instituições de saúde, promovendo um cuidado verdadeiramente centrado na pessoa. Colocar o paciente e seus familiares no centro das organizações de saúde parece simples de falar, pois está inteiramente concordante com o propósito, mas nada fácil de executar, principalmente porque altera os modelos mentais e a forma de atuação dos profissionais de saúde. Contudo, quando falamos em saúde, isso é extremamente necessário. Dentro das organizações de saúde ocorrem experiências humanas profundas a cada momento[10,13].

REFERÊNCIAS BIBLIOGRÁFICAS

1. Papanek V. Design for the real world: human ecology and social change. Nova Iorque: Pantheon Book; 1971.
2. Partnering with patients and families to design a patient and family-centered health care system recommendations and promising practices. California HealthCare Foundation. 2008.
3. Rodrigues KC. Experiência do paciente: como criar, implementar e gerir bem um programa de excelência em experiência de pacientes. 1. ed. São Paulo: Patient Centricity Books; 2023.
4. The Beryl Institue. Expectativas e experiência do paciente com os cuidados em saúde no Brasil: Estudo Nacional 2024.
5. Staniszewska S, Bullock I. Can we help patients have a better experience? Implementing NICE guidance on patient experience. Evid Based Nurs. 2012;15(4):99.
6. Guimarães B, Bem C. Experiência do paciente: na teoria e muita prática. São Paulo: Rokkets; 2023.
7. Institute of Medicine (US) Committee on Quality of Health Care in America. Crossing the quality chasm: a new health system for the 21st century. Washington, DC: National Academy Press; 2001.
8. Definindo a experiência do paciente e humana. The Beryl Institute. 2011. [acesso em fevereiro de 2025]. Disponível em: https://theberylinstitute.org/defining-patient-experience/
9. Wolf JA, Niederhauser V, Marshburn D, LaVela SL. Defining patient experience. Patient Exp J. 2014;1(1):7-19.
10. What Matters To You?. [acesso em fevereiro de 2025]. Disponível em: https://www.whatmatterstoyou.scot/
11. Institute for Healthcare Improvement. [acesso em fevereiro de 2025]. Disponível em: www.ihi.org
12. The Quintuple Aim: What Is It and Why Does it Matter? Chess Health Solutions. 2023. [acesso em fevereiro de 2025]. Disponível

em: https://www.chesshealthsolutions.com/2023/08/01/the-quintuple-aim-what-is-it-and-why-does-it-matter/

13. Wolf JA. The patient experience: strategies and approaches for providers to achieve and maintain a competitive advantage. Bedford: The Beryl Institute; 2013.
14. Deleske CB. The five-dimension patient experience model and its applications in healthcare using the example of spinal cord injury and COPD. J Patient Exp. 2024:11:23743735241293965.
15. Bass BM. The ethics of transformational leadership. In: Kellogg Leadership Studies Project, Transformational Leadership Working Papers. The James MacGregor Burns Academy of Leadership; 1997.
16. Paim JS. Epidemiologia e planejamento: a recomposição das práticas epidemiológicas na gestão do SUS. Cienc Saúde Colet. 2003;8(2): 557-67.
17. Cascio J. A framework for understanding a turbulent world: "Facing the age of chaos". 2020. [acesso em abril de 2025]. Disponível em: https://ageofbani.com/2022/04/bani-and-chaos/
18. Goulart F. Saúde da família: boas práticas e círculos virtuosos. Uberlândia: EDUFU; 2007.
19. Kidwell RE. Seven decades of leadership and performance: an interview with Bernard M. Bass. Journal of Applied Management and Entrepreneurship. 2005;10(3):87.

17

O que o paciente espera da comunicação dos profissionais de saúde? A voz do paciente e dos membros do Conselho Consultivo de Segurança e Qualidade Júlia Lima, do Hospital Israelita Albert Einstein

Ana Merzel Kernkraut

A consulta médica dentro de uma unidade de pronto atendimento (UPA) tem diversos desafios, entre os quais a condição do paciente que experimenta dor, mal-estar e desconforto, além das próprias características da unidade. É um cenário que pode ser caótico, no qual o tempo para se realizar uma consulta é limitado, o tempo de espera pode ser longo, e a ausência de privacidade e a falta de empatia e compaixão com paciente e familiar são experiências relatadas[1].

Outra característica de atendimentos na UPA é o vínculo entre o médico e o paciente que se forma a partir do início do atendimento. Paciente e médico não se conhecem em um primeiro momento, não há histórico dos atendimentos, e é a partir da comunicação estabelecida, do relato do paciente, da avaliação física e, se necessário, dos exames complementares que o diagnóstico vai acontecer. Portanto, a comunicação efetiva e a troca de informações entre paciente e médico é um aspecto extremamente relevante para que haja assertividade diagnóstica e o médico conheça a expectativa em relação à consulta médica. Ao longo do capítulo, vamos exemplificar, através da voz de pacientes e familiares, a percepção sobre a interação deles com a UPA durante o atendimento.

"Paciente informa que passou no pronto atendimento e está extremamente insatisfeita com o atendimento que recebeu, primeiro que demorou 4 horas para ser atendida. Na consulta, a médica ignorou os seus sintomas e prescreveu apenas dipirona. A paciente insistiu para que ela olhasse seu histórico, pois já havia tido os mesmos sintomas em um quadro de infecção pulmonar, mas sua solicitação foi ignorada."

A percepção da paciente é que a médica que a atendeu não teve uma escuta em relação à sua preocupação sobre seus sintomas. A seguir, no relato da paciente, que também é médica, ela traz uma preocupação e uma hipótese diagnóstica e sentiu que não foi escutada pela médica da UPA, mas teve outra percepção em relação ao atendimento da médica radiologista.

"Sou médica e fui à UPA no sábado à noite, com dor intensa no pescoço e dor de cabeça, preocupada com a possibilidade de dissecção de carótida. Após explicar meu quadro à médica, foi indicada uma tomografia com angiotomografia; apesar de eu ter sugerido um Doppler, a sugestão não foi acolhida. Depois do exame, um segundo profissional informou que o resultado era normal, exceto por uma ateromatose no bulbo carotídeo, mas negou qualquer relação com a queixa. Não senti que fui escutada, que minha queixa e hipótese sobre o meu caso foram valorizadas, nem minha sugestão de exame. Na semana seguinte, eu já tinha exames agendados e incluí o Doppler de carótidas. A radiologista me escutou com atenção, fez o exame e diagnosticou uma carotidínia, portanto a ateromatose que foi identificada na UPA estava associada à carotidínia. Como reflexão, pensar que os médicos deveriam ouvir mais seus pacientes."

A Organização Mundial da Saúde (OMS) tem trabalhado para melhorar a segurança dos atendimentos em saúde, evitando danos à saúde do paciente. Anualmente, no Dia Mundial de Segurança do Paciente, celebrado dia 17 de setembro, um tema é escolhido para ser trabalhado[2]. Nos últimos três anos, os temas escolhidos foram: "Medicação segura" (2022), "Engaje o paciente, escutando sua voz" (2023) e "Assertividade diagnóstica" (2024). Observamos que está acontecendo um movimento para que o paciente e seu familiar sejam inseridos nos processos assistenciais. Trata-se de um alerta à equipe de saúde para que pacientes e familiares se tornem parceiros e pertencentes a um mesmo time de cuidado.

As organizações que participam do processo decisório na formulação de políticas têm clareza de que a assistência em saúde somente se tornará segura quando pacientes e familiares forem incluídos em toda a jornada do seu cuidado, provendo as informações relevantes sobre a sua saúde. Profissionais de saúde devem compreender que ninguém melhor que o paciente e, às vezes, o seu familiar para conhecer o corpo do paciente, portanto honrar a sua perspectiva é uma prioridade dentro do contexto de atendimento clínico.

"Na segunda-feira, meu filho começou com um mal-estar, seguido de uma febre baixa. Mediquei e, no dia seguinte, como a febre não cessava e começaram a aparecer algumas manchinhas no corpo dele, resolvi levá-lo à UPA por suspeitar de dengue, tendo em vista o surto atual no Brasil. Informei a minha suspeita de dengue ao pediatra, e ele enfatizou que não era dengue. Fez a avaliação clínica de meu filho e reiterou veementemente que não era um quadro de dengue. Não solicitou nenhum exame e, mesmo eu falando de minha preocupação, ainda me disse que 'a mídia estava fazendo muito alarde sobre a dengue e que nem era tudo isso'. Assim tivemos alta para casa, com a orientação de retornar caso os sintomas persistissem. Como o quadro não melhorou, pelo contrário, pioraram as manchas, retornamos com meu filho no sábado para a UPA. A médica que nos atendeu solicitou exame de dengue e deu positivo. Alguns questionamentos: e se eu tivesse medicado meu filho com ibuprofeno, com anti-inflamatórios? E se meu filho tivesse algum outro problema de saúde? Será que eu teria tempo para socorrê-lo?"

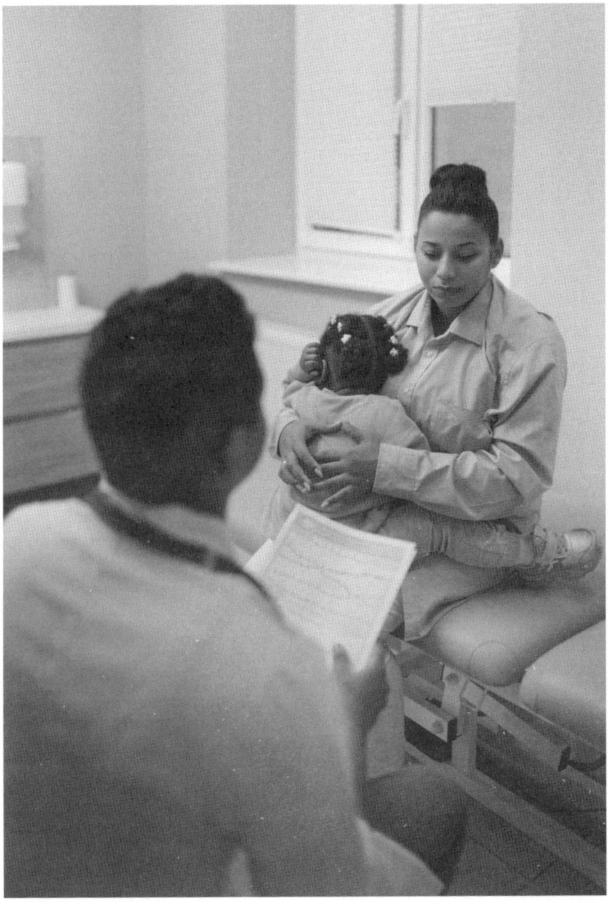

"Tive que voltar à UPA porque não estava me sentindo bem novamente. Dessa vez me senti acolhida, pois, diante de várias intercorrências, a médica foi a única que me escutou e priorizou meu atendimento."

Comunicação em saúde é um tema bastante discutido há anos, sob diferentes óticas, como o tempo destinado ao paciente falar, como os médicos escutam seus pacientes, interrupções de falas, o que informar ao paciente e como e quando as comunicações sobre saúde devem ser feitas. A despeito da relevância do tema, ainda se observam muitas oportunidades em relação a como se dá a comunicação entre profissionais da área da saúde e seus pacientes e familiares.

Em estudos realizados analisando as consultas médicas, observa-se que, em média, os pacientes são interrompidos em sua narrativa sobre seus sintomas após 11 segundos do início da fala. Quando eles não são interrompidos, têm em média 6 segundos para relatar o motivo de estarem na consulta médica daquele dia[3,4]. Outros estudos mostram resultados semelhantes evidenciando que há dois tipos de interrupções, que podem ser categorizadas em intrusivas e cooperativas.

Enquanto as interrupções cooperativas podem conduzir o paciente a relatar aspectos relevantes da sua saúde, as interrupções intrusivas podem inibir que o relato do paciente seja escutado da maneira como é apresentado, valorizado e considerado para se alcançar a assertividade diagnóstica[5].

Outro aspecto importante na comunicação entre profissionais e pacientes diz respeito às transições de cuidado. Ainda nos deparamos com situações em que a educação do paciente assume caráter informativo e administrativo e não cumpre a função de capacitar paciente e família para a continuidade do cuidado em casa, o que esperar e como proceder em caso de ausência de melhora dos sintomas.

Existem uma grande variabilidade no processo e a influência de vários fatores, entre eles a parceria entre profissional e paciente, a dificuldade de pacientes e acompanhantes em assumirem um papel ativo na transição de cuidados, a presença de fatores intrínsecos e extrínsecos, como a literacia em saúde, barreiras de comunicação, a complexidade da condição clínica, a quantidade de informações que devem ser entregues ao paciente e a experiência de todos os integrantes com o processo de comunicação[6].

"Tive uma cólica renal intensa, e vim ao pronto atendimento. Fui atendida por um médico que solicitou uma tomografia de abdome. Após a realização do exame, fui questionada se eu tinha um mioma. Como eu tinha feito um US vaginal que estava normal, ele disse que não. O médico saiu da sala e, quando voltou, disse que eu tinha um tumor pélvico e que deveria estar em bom estadiamento porque não havia 'linfonodos' comprometidos. Nessa altura, eu, que tenho ansiedade generalizada grave, já estava desesperada. Ele ligou naquela hora para a minha ginecologista, que tentou me tranquilizar, mas isso me causou sofrimento, medo, insegurança e falta de confiança, por ter feito um exame recente sem qualquer alteração e ter sido comunicada dessa maneira..."

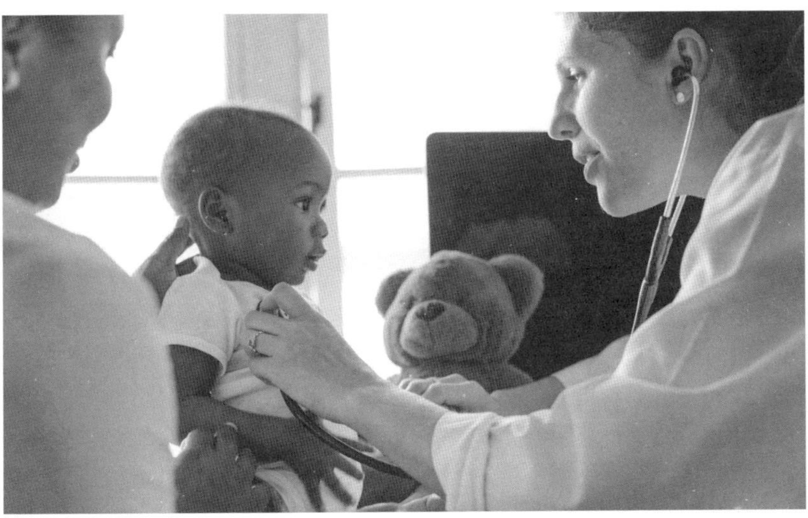

"Trouxe meu filho de 7 meses para atendimento na UPA. Ele estava tossindo, muito irrequieto e com o apetite diminuído. A pediatra que nos atendeu me explicou que ele estava com otite. Questionei sobre o pulmão dele, por causa da tosse, e ela disse que parecia bem e que não queria fazer um RX nele, mas o antibiótico que receitou para a otite já serviria para curar eventual problema/doença no pulmão! Fiquei agradecida pelo profissionalismo dela!"

A comunicação do médico com o paciente contém vários elementos. É composta pela conexão emocional, habilidade em obter as informações para realizar um diagnóstico assertivo, boa capacidade de educar e envolver o paciente sobre o que esperar e, por fim, o desfecho da condição e a satisfação e experiência do indivíduo[7].

"O médico não mediu esforços para que todas as informações e o restabelecimento de meu filho fossem muito acima da média. Não tenho palavras para manifestar meu carinho e agradecimento. Vocês são espetaculares!"

"A médica de plantão que me encaminhou para internação foi impecável, me tranquilizou e passou todo o quadro para a minha esposa, nos deixando seguros e confiantes!"

Por outro lado, uma comunicação ruim entre paciente e médico pode estar associada à insatisfação com o atendimento do hospital, à falha de adesão ao tratamento e ao comprometimento do desfecho da condição clínica[8].

> "Estou acompanhando meu marido. Fomos atendidos pelo mesmo médico duas vezes. Na primeira vez a consulta durou dois minutos, na segunda vez, durou um minuto. Parece que ele é quem está passando mal, pois não quer ouvir o paciente, parece desinteressado, é antipático e mal-educado."

O que realmente importa para pacientes e familiares? Precisamos fazer essa pergunta para entender a perspectiva daqueles sob nossos cuidados. Qual é a razão da consulta? O que levou a pessoa ao pronto-socorro? Quais são as expectativas do paciente? Ele já segue algum tratamento para a condição que o trouxe ali naquele dia? O que ele considera eficaz? O que acredita que não foi bem-sucedido? Essas questões podem direcionar a consulta médica e ajudar o médico.

> "Meu atendimento foi sem empatia e acolhimento. Estava vulnerável no momento devido a uma queimadura no dedo, e a médica disse, rindo, que eu deveria ter me automedicado em casa, antes de vir com dor ao PA. Achei a fala e o tom desnecessários para o momento."

Diante dos diversos desafios enfrentados pelos profissionais em sua rotina de trabalho, muitos escolhem manter o menor contato possível com o paciente, temendo que, ao fazer muitas perguntas, o paciente se prolongue, prejudicando sua agenda. A literatura aponta que, em situações de pronto atendimento, em média os pacientes têm 14 segundos para falar e somente 16% deles são questionados sobre a sua compreensão em relação ao que foi dito. Muitos médicos não se sentem motivados a melhorar sua comunicação com seus pacientes porque estão estressados e sobrecarregados[9].

Entende-se que uma boa comunicação entre paciente e médico promove confiança, melhor adesão ao tratamento e melhor experiência com o cuidado recebido. Portanto, trabalhar em parceria com paciente e seu acompanhante é de extrema valia. Sua história clínica, tratamentos, alergias, medicações utilizadas, preocupações daquele momento, juntamente com o exame clínico e outros exames que podem ser solicitados, darão insumos para um melhor processo diagnóstico.

Algumas iniciativas dentro de nossa instituição têm promovido um trabalho de cocriação entre pacientes e profissionais da equipe. Alcançar a alta confiabilidade é um objetivo institucional, e, para isso, membros do Conselho Consultivo de Segurança do Paciente trabalharam em conjunto com a equipe para criar um processo de participação do paciente enquanto ele aguarda a consulta médica. O paciente é convidado a dar algumas informações sobre o motivo de sua visita naquele dia, se já realizou exames ou algum tratamento relacionado ao motivo da consulta, se gostaria de dar alguma informação adicional, a principal preocupação dele e o que ele espera da consulta.

Além disso, ele é orientado sobre a importância de dialogar com o médico sobre seu diagnóstico. Ele deve questionar se há possibilidades além do diagnóstico recebido e entender por que o médico chegou a essa conclusão, considerando os achados dos exames e a avaliação clínica. Também é recomendável que ele peça ao profissional para redigir as orientações discutidas durante a consulta e explique sobre o tratamento, incluindo os riscos de fazer ou não o exame solicitado, caso seja pertinente.

Essa iniciativa é uma forma de estabelecer uma conexão entre médico e paciente e que ela seja de confiança e estimule o trabalho cooperativo e colaborativo dentro de uma UPA, promovendo a qualidade, segurança e experiência.

REFERÊNCIAS BIBLIOGRÁFICAS

1. Sonis JD, Aaronson EL, Lee RY, Philpotts LL, White BA. Emergency Department patient experience: a systematic review of the literature. J Patient Exp. 2018;5(2):101-6.
2. World Health Organization. Global patient safety action plan 2021–2030: towards eliminating avoidable harm in health care. Genebra: WHO; 2021.
3. Phillips KA, Ospina NS, Montori VM. Physicians interrupting patients. J Gen Intern Med. 2019;34(10):1965.
4. Singh Ospina N, Phillips KA, Rodriguez-Gutierrez R, Castaneda-Guarderas A, Gionfriddo MR, Branda ME, et al. Eliciting the patient's agenda – secondary analysis of recorded clinical encounters. J Gen Intern Med. 2019;34(1):36-40.
5. Murata K. Intrusive or co-operative? A cross-cultural study of interruption. J Pragmat. 1994;21(4):385-400.
6. Bucknall TK, Hutchinson AM, Botti M, McTier L, Rawson H, Hitch D, et al. Engaging patients and families in communication across transitions of care: an integrative review. Patient Educ Couns. 2020;103(6):1104-17.
7. Blackburn J, Ousey K, Goodwin E. Information and communication in the emergency department. Int Emerg Nurs. 2019;42:30-5.
8. Steiner-Hofbauer V, Schrank B, Holzinger A. What is a good doctor? Wien Med Wochenschr. 2018;168(15-16):398-405.
9. Wang Y-F, Lee Y-H, Lee C-W, Shih Y-Z, Lee Y-K. Differences in patient-physician communication between the emergency department and other departments in a hospital setting in Taiwan. BMC Health Serv Res. 2023;23(1):1279.

18

Comunicação efetiva da equipe multiprofissional

Gabriela Digmanese Cantovitz
Ana Maria Santos
Alyne Alves
Ana Clara Carneiro Sant'Ana
Danielle Saad Nemer Bou Ghosn

INTRODUÇÃO

A comunicação interprofissional é definida pelo IPEC (*Interprofessional Education Collaborative*, Estados Unidos) como a capacidade de se comunicar com pacientes, familiares e profissionais de saúde de outras áreas de uma maneira responsiva e responsável, de forma a apoiar a equipe na melhor abordagem para a promoção e manutenção da saúde dos pacientes, além da prevenção e do tratamento de doenças.

Um compromisso interprofissional com a comunicação efetiva auxilia na preparação dos profissionais de saúde para a prática, permitindo-lhes demonstrar sua disponibilidade para trabalhar em conjunto. Comunicação ineficaz entre os profissionais de saúde pode levar a erros, atrasos no tratamento, erros de diagnóstico e eventos adversos, contribuindo para piores desfechos para os pacientes.

Estudo realizado no Japão[1] apontou as habilidades não técnicas como as principais causas de eventos fatais, entre elas falhas de comunicação, de consciência situacional e trabalho em equipe.

As falhas de comunicação são relatadas como a causa de 56% das complicações intra e pós-operatórias. Diante da magnitude desses números, a necessidade de melhorar a comunicação é prioridade no sistema de saúde de forma global[2].

Por esse motivo, a *Joint Commission International* traz, como uma das metas para a prevenção de eventos adversos, a comunicação eficaz, aplicada especificamente em três situações: nas transferências de pacientes entre unidades e/ou serviços; nas passagens de plantões entre os turnos de trabalho; e na comunicação com o paciente e sua família durante a hospitalização[3]. Neste capítulo, vamos focar na comunicação entre os profissionais da saúde; a comunicação com pacientes e familiares será abordada em outro capítulo.

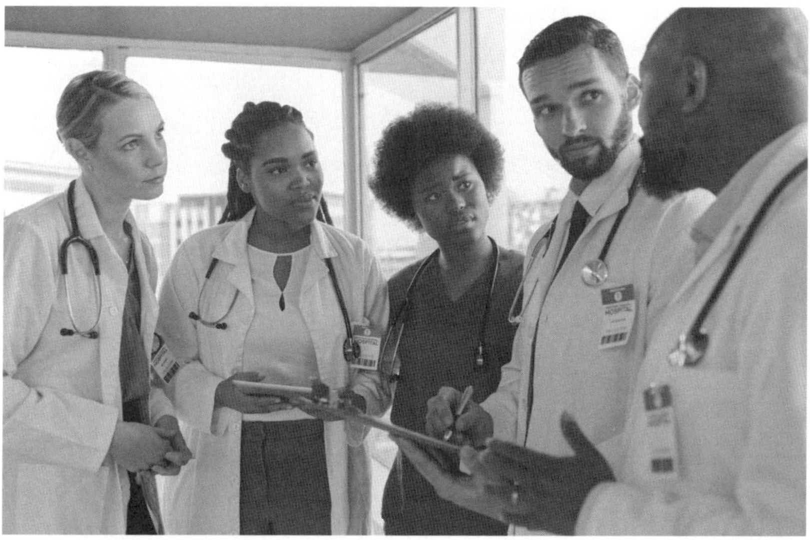

FERRAMENTAS DE COMUNICAÇÃO PARA TRANSIÇÃO DE CUIDADO

Dentro da unidade hospitalar, o paciente se locomove por vários ambientes e se relaciona com diferentes profissionais. Caso não exista uma comunicação efetiva entre os profissionais desses setores, ocorrerá perda de informações, podendo prejudicar e/ou retardar o tratamento ou até favorecer a ocorrência de um evento adverso que pode resultar em óbito[4,5].

A passagem de plantão entre profissionais ocorre nas trocas de turno e quando o paciente é transferido de setor. Nesse momento, são repassadas informações sobre a continuidade do processo de cuidado assistencial; falhas nesse processo podem ocasionar graves consequências aos pacientes[6].

Diversos problemas podem acontecer nesse momento, entre os quais omissão de dados, falta de precisão ou consistência da informação, interrupções e ruídos frequentes que inviabilizam a clareza da mensagem a ser transmitida[7].

Algumas das lacunas desse processo são ocasionadas por dificuldades dos profissionais em se expressarem diante dos colegas de trabalho, devido às diferenças de "padrão de linguagem", dificultando o processo de comunicação entre as equipes. A comunicação interprofissional na área da saúde é de extrema importância para alcançar resultados mais efetivos nas práticas assistenciais. Ela desempenha um papel fundamental ao promover relações multiprofissionais mais eficazes, contribuindo positivamente para a percepção, compreensão e eficácia dos cuidados prestados aos pacientes.

Diante da importância e da fragilidade desse momento, a Organização Mundial da Saúde (OMS) vem promovendo nos serviços de saúde programas com potencial para melhorar a segurança do paciente por meio da padronização do conteúdo crítico da comunicação durante uma transferência, a fim de dar continuidade ao cuidado, com a utilização de algumas ferramentas e métodos[2]. Entre as ferramentas que podem ser utilizadas para padronização da passagem de plantão, destacamos o IPASS e o SBAR[8,9].

As ferramentas de passagem de plantão se configuram como um eixo estruturado, organizador de informações e com dados sequenciais para o cuidado em saúde na passagem de plantão. Elas compreendem questionamentos rápidos e padronizados, avaliando alguns critérios, para que todos compartilhem de informações precisas e focadas, com a redução da necessidade de repetição e possibilidade de elaborar informações detalhadas[10]. São ferramentas de comunicação recomendadas pela *Joint Commission International* e adotadas em vários serviços de saúde internacionais[11], e por meio delas é possível desenvolver o pensamento crítico e consolidar habilidades de comunicação.

Estudos realizados nos Estados Unidos demonstraram que o uso da ferramenta SBAR para passagem de plantão da equipe de enfermagem promoveu melhores estrutura, consistência, priorização, acurácia e compreensão das informações necessárias ao cuidado. Além disso, o uso da técnica proporcionou melhor comunicação e conhecimento sobre os pacientes assistidos[10,12].

QUADRO 1 IPASS

I. Gravidade da doença: avaliamos o quadro clínico, classificando-o como estável, instável ou alerta (*watcher*)
P. Resumo do paciente: inclui motivo da internação/diagnóstico, procedimentos cirúrgicos, dispositivos e resultados de pânico – informações disponibilizadas automaticamente pelo sistema, quando disponíveis
A. Ações pendentes: abordamos programações ou pendências a serem realizadas
S. Situações preocupantes: identificamos situações que podem representar riscos potenciais ao paciente, visando implementar ações preventivas para reduzir riscos de danos
S. Resumo do receptor: buscamos garantir o *feedback* do entendimento de quem recebeu o plantão, assegurando uma comunicação clara e efetiva

QUADRO 2 SBAR

S. Situação: identificamos inicialmente o motivo da internação/ chamado e descrevemos o cenário atual
B. *Background*: fornecemos o quadro atual do paciente, diagnóstico de admissão, histórico relevante e tratamento em curso
A. Avaliação: relatamos as mudanças no quadro clínico e destacamos os resultados mais importantes e significativos
R. Recomendação: oferecemos sugestões, como exames necessários, transferência ou a necessidade de uma visita imediata

FERRAMENTAS DE COMUNICAÇÃO PARA SITUAÇÕES DE EMERGÊNCIA

Em um ambiente de emergência, a equipe multiprofissional lida com alto volume de informações complexas, que chegam por meio de acompanhantes, pacientes, equipamentos em constante movimento, dispositivos, alarmes, sistemas clínicos e informatizados. A alta carga cognitiva é acrescida de interrupções frequentes, o que favorece a possibilidade de erros de comunicação e a fragmentação do cuidado. Isso requer uma intervenção rápida e uma comunicação sucinta e assertiva entre a equipe interprofissional[13].

No departamento de emergência – ambiente dinâmico – a capacidade dos médicos e enfermeiros interagiram de forma clara, concisa e sem nuances é sumariamente importante. A comunicação adequada nessas situações é aquela que visa diminuir conflitos, mal-entendidos e atingir objetivos definidos para a solução de problemas detectados na interação com os pacientes. Colocar em foco a ideia principal auxilia a manter o fluxo da comunicação dirigido para um objetivo[14,15].

Uma das metas levantadas pela *Joint Commission International* para o ano de 2024 é justamente a comunicação de resultados críticos para o profissional indicado em tempo hábil[16], o que destaca a importância de comunicação de alterações de sinais vitais, avaliação clínica e até exames diagnósticos o quanto antes para aqueles que estão prestando assistência direta ao paciente e têm a capacidade para tomada de decisões.

É importante relembrar alguns pontos-chave quando falamos em comunicação, especialmente em ambientes e momentos de maior criticidade[17]:

- Ser específico ao transmitir um dado (focalize nome, data, local, características fisiológicas etc.).
- Compreender a comunicação assertiva como instrumento de segurança para a equipe e o paciente.
- Ter clareza da importância do seu papel como membro da equipe interprofissional.
- Incentivar o uso de algumas técnicas de comunicação que favorecem o diálogo entre as pessoas.

Algumas ferramentas estruturadas devem ser utilizadas nessas situações, de maneira a fortalecer a comunicação[18,19]:

- ***Check-back*:** envolve comunicação em alça fechada, em que o receptor sempre deve repetir e confirmar as informações recebidas, sobretudo verbalmente, para conferir se ela foi compreendida corretamente.
- ***Checklist*:** visa uniformizar a linguagem entre as equipes multidisciplinares e pode ser utilizada na sequência rápida de medicação, extubação precoce, passagem de cateter central etc.

- ***Call-out* (verbalizar):** estratégia para comunicar uma informação crítica, informando todos os membros da equipe simultaneamente durante situação de emergência. Ajuda a equipe a antecipar ou prever o próximo passo e elevar o nível de consciência situacional da equipe.

COMUNICAÇÃO ASSERTIVA ENTRE OS MEMBROS DA EQUIPE

Médicos e enfermeiros no departamento de emergência são simultaneamente independentes, interdependentes e interconectados. Para que trabalhem de forma otimizada em um ambiente dinâmico, eles precisam compartilhar uma visão comum. Isso só acontecerá se os profissionais se considerarem membros iguais, ainda que com papéis diferentes da mesma equipe.

Além de protocolos, treinamentos e *checklists*, os membros de uma mesma equipe devem ser capazes de dar a prova de sua escuta, ou seja, mostrar ao outro que, de alguma forma, aquilo que ele está falando faz sentido. Devem acolher aquela informação inicial e só depois se posicionar.

Para que a comunicação seja assertiva, é importante que o profissional não adote uma atitude submissa, pois essa postura complacente pode levar a erros e eventos adversos. Ao mesmo tempo, também não se deve adotar uma atitude autoritária e agressiva, pois isso pode desencadear conflitos e impacta na segurança psicológica dos membros da equipe. Finalmente, não se trata de abdicar das próprias razões, mas de conseguir o equilíbrio entre empatia e autoridade na mesma fala, no mesmo momento[17,20].

Assim, é relevante destacar as principais atitudes esperadas na promoção de uma cultura de comunicação assertiva entre equipes multiprofissionais:

- Busca por uma contínua da coordenação do cuidado (compartilhar informações relevantes permite alinhar os membros da equipe ao plano de cuidados do paciente).
- Manter uma abordagem biopsicossocial (considerar não apenas a condição de saúde, mas também aspectos sociais, emocionais e culturais de cada indivíduo, resultando em uma abordagem mais completa e humanizada).
- Otimizar recursos (evitar o retrabalho impacta diretamente na economia de tempo e recursos, tornando todo o processo mais eficaz).
- Aprendizagem contínua (o compartilhamento de informações impulsiona o crescimento profissional, permitindo uma atualização constante da equipe com as melhores práticas e avanços na área da saúde).
- Fortalecimento dos vínculos (criar um ambiente colaborativo e respeitoso fortalece os laços entre os membros da equipe, favorecendo a resolução de conflitos e melhorando o ambiente organizacional).
- Comunicação como medida de segurança, ou seja, como barreira para garantir a segurança e qualidade do atendimento.
- Apresentação amistosa (incluir informações claras sobre sua posição na equipe, prestando atenção à linguagem não verbal).
- Reconhecimento do outro (valorizar observações, sentimentos e necessidades de cada indivíduo, favorecendo uma comunicação mais empática e colaborativa).

Por mais que esforços sejam realizados na construção de uma comunicação assertiva e efetiva, sempre há dificuldades do dia a dia que podem vir a prejudicar a construção desse elo entre as equipes, como: diferenças na comunicação (devemos evitar o uso de terminologias muito específicas e jargões que podem dificultar a compreensão); conflitos e rivalidades profissionais; uso inadequado das tecnologias; falta de *feedbacks* e avaliações/elogios dentro de cada equipe etc.

Para superar essas dificuldades em potencial, é fundamental promover uma cultura de trabalho colaborativo, incentivar o treinamento em habilidades de comunicação e valorizar a participação ativa de todos os membros da equipe, tornando a comunicação efetiva e obtendo resultados positivos no âmbito profissional.

CONCLUSÃO

A comunicação efetiva entre os membros da equipe que prestam assistência a um paciente é essencial para que o cuidado seja prestado de maneira eficiente, evitando eventos adversos. Todos os membros do time devem compreender seu papel e trabalhar para atingir os melhores resultados. A utilização de ferramentas estruturadas, na transição de cuidado ou em situações em emergência, é essencial para que o paciente receba o melhor cuidado disponível.

REFERÊNCIAS BIBLIOGRÁFICAS

1. Uramatsu M, Fujisawa Y, Mizuno S, Souma T, Komatsubara A, Miki T. Do failures in non-technical skills contribute to fatal medical accidents in Japan? A review of the 2010–2013 national accident reports. BMJ Open. 2017;7(2):e013678.
2. Velasquez ST, Ferguson D, Lemke KC, Bland L, Ajtai R, Amezaga B, et al. Interprofessional communication in medical simulation: findings from a scoping review and implications for academic medicine. BMC Med Educ. 2022;22(1):204.

3. Organização Mundial da Saúde. Segurança do paciente. Genebra: OMS; 2023. Disponível em: https://www.who.int/news-room/fact-sheets/detail/patient-safety
4. Organização Mundial da Saúde. Segurança do paciente. Genebra: OMS; 2009. Disponível em: https://www.who.int
5. Brasil. Agência Nacional e Vigilância Sanitária. Assistência segura: uma reflexão teórica aplicada à prática. Brasília, DF: Anvisa; 2017.
6. Schilling MCL. A comunicação e a construção da cultura de segurança do paciente: interfaces e possibilidades no cenário do hospital. Tese (Doutorado em Comunicação Social) – Pontifícia Universidade Católica do Rio Grande do Sul, Porto Alegre, 2017.
7. Teodoro WR, Aquino LM. Análise do processo de passagem de plantão em uma unidade de internação pediátrica. REME-Rev Min Enferm. 2010;14(3):316-26.
8. Hospital Albert Einstein. Sistema Einstein de Qualidade e Segurança do Paciente. 2016. [acesso em agosto de 2023]. Disponível em: https://www.einstein.br/sobre-einstein/qualidade-seguranca
9. Ferramenta de Comunicação SBAR – (situação, contexto, avaliação e recomendação). Laboratório de Engenharia e Gestão em Saúde UERJ. [acesso em agosto de 2023]. Disponível em: http://www.legos.uerj.br/wp-content/uploads/LEGOS-TEMPLATE-Ferramenta-de-comunicação-SBAR.pdf
10. Orientação Saúde. Módulo 8 – Prática de Enfermagem I – Promoção da Saúde. [acesso em agosto de 2023]. Disponível em: https://pt.scribd.com/presentation/553253277/4-Orientacao-Saude
11. Tutoriais Einstein (HIAE). Guia rápido de aplicação e passo a passo do IPASS. [acesso em agosto de 2023]. Disponível em: https://aplicacoes.einstein.br/guiarapido/Equipe%20Multi%200eLearning/Passo-a-passo%20IPASS.pdf
12. Capone Neto A. Processo de Comunicação e a Segurança do Paciente. [acesso em agosto de 2023]. Disponível em: http://apps.einstein.

br/sien-2014/docs/aulas/o-processo-de-comunicacao-e-a-seguranca-do-paciente-handover-communication.pdf

13. Catchpole K, De Leval MR, McEwan A, Pigott N, Elliott MJ, Mcquillan A, et al. Patient handover from surgery to intensive care: using Formula 1 pit-stop and aviation models to improve safety and quality. Paediatr Anaesth. 2007;17(5):470-8.
14. Silva MJP. Comunicação tem remédio: a comunicação nas relações interpessoais em saúde. Loyola; 2002.
15. Roma A, organizadora. PNL nas organizações: turbine sua equipe com dicas e estratégias de especialistas de Programação Neurolinguística. Leader; 2015.
16. Joint Commission International. 2024 National Hospital Patient Safety Goals. [acesso em março de 2025]. Disponível em: https://www.jointcommission.org/-/media/tjc/documents/standards/national-patient-safety-goals/2024/hap-npsg-simple-2024-v2.pdf
17. Manser T, Foster S. Effective handover communication: An overview of research and improvement efforts. Best Pract Res Clin Anaesthesiol. 2011;25(2):181-91.
18. Cunningham C. Gaming communication between doctors and nurses: Understanding the interactions in the emergency department. Int Emerg Nurs. 2021:58:101065.
19. Silva EE, Campos LF. Passagem de plantão na enfermagem: revisão de literatura. Cogitare Enferm. 2007;12(4):502-7.
20. Brieu T. Como lidar com a agressividade em 3 passos. 2020. [acesso em agosto de 2023]. Disponível em: https://comunicacaoprodutiva.com.br/escutatoria/assumir-sem-se-culpar-acolher-sem-concordar/

19

Comunicação de erros relacionados à assistência em saúde

Juliana Hegedus Barone
Stela Carpini Dantas

INTRODUÇÃO

A procura por atendimento médico vem diretamente atrelada à confiança e ao desejo, por vezes até inconsciente, de perfeição do cuidado. No entanto, sabemos a terrível verdade: os médicos são seres humanos, suscetíveis a erros, os quais podem, inclusive, ser inevitáveis.

Apesar dos esforços crescentes das instituições para diminuir e evitar erros relacionados à assistência em saúde, eles ainda são frequentes na prática clínica. De acordo com o relatório publicado pelo *British Medical Journal* em 2016, eles são a terceira principal causa de morte nos Estados Unidos da América (EUA)[1,2]. Ainda, nos EUA, a incidência é superior a um milhão de casos anualmente, e a mortalidade é estimada em cerca de 98 mil mortes/ano[3].

Frente a isso, é importante que os profissionais da saúde tenham conhecimento sobre o que são os erros relacionados à assistência em saúde, quando eles estão mais propensos a acontecer, por que eles acontecem e como lidar com eles.

DEFINIÇÃO

Erros são multifatoriais e envolvem processos cognitivos complexos por trás de cada decisão. Podem ser erros de diagnóstico, erros de procedimento, erros de comunicação, erros de medicação, entre outros.

O erro médico é definido como uma lesão física ou emocional, não intencional, causada pelo tratamento médico em si, e não pela doença de base, que resulta em incapacidade, aumento do tempo de hospitalização e/ou óbito do paciente[2,4,5]. Além disso, inclui tanto fatos de omissão quanto de ação imprópria relacionados ao cuidado[2].

O erro médico inclui eventos adversos como atrasos no atendimento, "quase erros", atrasos no diagnóstico e resultados não previstos[2]. O dano causado é classificado como dano potencial ou real e classificado em gravidade de nenhum dano à morte.

PREVENÇÃO

Segundo James Reason[6], professor de Psicologia da Universidade de Manchester, o erro humano deve ser avaliado frente à pessoa envolvida e ao sistema de que faz parte. A premissa básica se baseia no fato de que os seres humanos são passíveis ao erro e que este é esperado. Para ele, a questão não é quem errou, mas sim quais defesas falharam. Dessa forma, para entender os erros e acidentes em organizações complexas, como na área da saúde, foi criada a teoria do queijo suíço[6].

As "fatias" do queijo suíço representam barreiras ou medidas de segurança que são implementadas para prevenir acidentes. Cada fatia representa um tipo de proteção, como treinamentos, supervisão, dupla checagem e tecnologia. Porém, cada fatia tem suas próprias

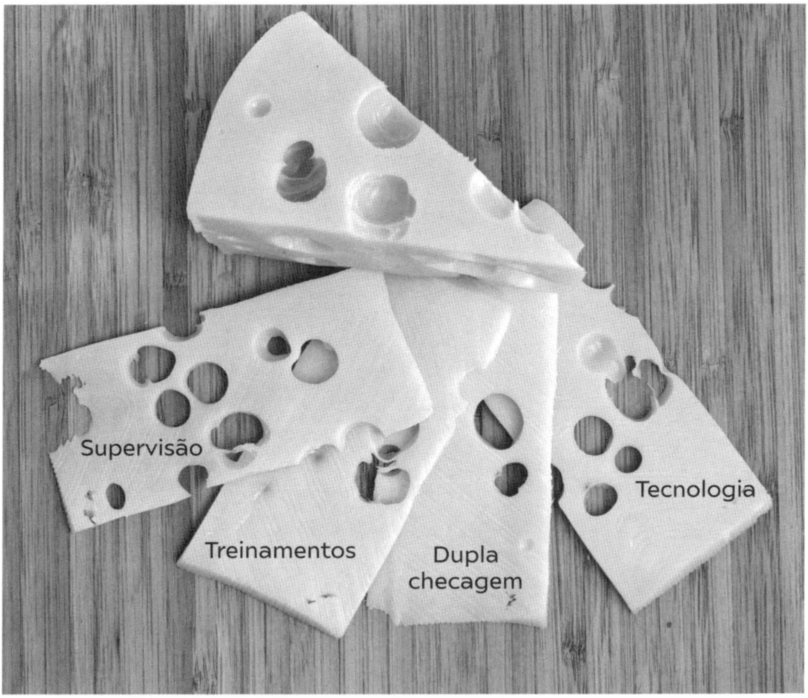

falhas, representadas por "buracos" que podem surgir devido a problemas de comunicação, erros individuais e condições de trabalho[6].

Quando várias falhas ocorrem simultaneamente, os buracos ficam alinhados e ocorre o evento adverso. A teoria do queijo suíço demonstra a importância em identificar e corrigir os buracos e, além disso, tem sido amplamente aplicada nas organizações de saúde, a fim de obter uma prevenção mais eficaz[6].

Outra ferramenta eficiente, o *debriefing*, potencializa a aprendizagem por meio da experiência. Ele tem como objetivo trazer à consciência as atitudes que causaram o evento adverso e quais ações podem ser tomadas futuramente para os próximos resultados serem diferentes. Além da importância na identificação precoce e correção de possíveis erros, a sessão de *debriefing* com toda a equipe multidisciplinar reduz a incidência de erros. Assim, discutir sobre um erro que já ocorreu contribui para ensinamentos e reflexões enriquecedoras para toda a equipe[6].

VIESES MAIS COMUNS QUE LEVAM A ERROS

No departamento de emergência, 96% dos incidentes envolvendo diagnósticos perdidos podem ser atribuídos a vários fatores cognitivos[7]. Na ciência cognitiva, um viés é uma tendência previsível no pensamento que visa favorecer uma perspectiva em detrimento de outras. É importante entender o que são e quais são os vieses mais frequentes nas tomadas de decisões:

1. **Viés de ancoragem:** prender-se a um diagnóstico no início da avaliação faz que os médicos permaneçam com sua impressão inicial do caso e não se ajustem a novas informações que tornam essa impressão inicial menos provável.
2. **Impulso diagnóstico:** aceitar um diagnóstico anterior sem considerar o diagnóstico diferencial adequadamente.
3. **Viés de confirmação:** procurar evidências para apoiar uma opinião preconcebida, em vez de procurar informações que não confirmem ou a descartem.
4. **Fechamento precoce:** uma vez encontrado um diagnóstico, deixa-se de pensar nos demais possíveis diagnósticos. Desenvolver a rotina de questionamento, "o que mais pode ser isso?", nos ajuda a evitar o fechamento precoce[7].

FERRAMENTAS PARA REDUZIR A INCIDÊNCIA DE ERROS

Compreender como são determinadas as decisões rápidas para diagnóstico e os perigos dos métodos utilizados, assim como reconhecer situações de alto risco e ter a compreensão dos preconceitos na tomada de decisão, são comportamentos de melhoria que visam à diminuição do erro médico. Além disso, ordens escritas em vez de verbais e comunicação em alça fechada quando as ordens são verbais são estratégias de comunicação indispensáveis para a redução da incidência de erros[8,9].

- ***Speed***: apego rápido ao primeiro diagnóstico sem considerar os diagnósticos diferenciais possíveis.
- ***Spread***: aloquei tempo adequado para considerar diferenciais atípicos associados à apresentação deste paciente? Estou ordenando investigações que cobrem isso?
- ***Suspicious***: quais partes da história não se encaixam bem aos meus diagnósticos? Eu considerei a antievidência?
- ***Secondary***: estou considerando a possibilidade de processos de doença sobrepostos? Minha avaliação considera múltiplas possibilidades?
- ***Situation***: existe algo sobre este paciente ou sua situação que poderia estar influenciando minha investigação, mesmo que não devesse? Estou superenfatizando sua história social, comorbidades psiquiátricas, comportamentos etc.?
- ***Sways***: alguns dos meus interesses pessoais estão atrapalhando minha investigação? (emoções, falta de tempo, entre outros)[8,9].

COMUNICAÇÃO DO ERRO: "O QUE" E "QUEM" DEVEMOS INFORMAR?

Foi observado que expor o evento aos pacientes e à equipe de cuidado minimiza a percepção do erro, reduz as taxas de judicialização e estabelece bases de confiança entre pacientes e equipe[2].

Estudos têm demostrado que a falta de divulgação de um erro ao paciente não corresponde necessariamente à redução na sua detecção. Na verdade, a falta de comunicação de um erro reforça a sua ocorrência[2]. Além disso, a não revelação priva o paciente da participação ativa em seu próprio tratamento[2].

Ainda, sugere-se que os profissionais de saúde inclusive aumentem a satisfação e a confiança no seu trabalho admitindo os erros, dedicando mais tempo e se comunicando com mais cuidado com seus pacientes[2].

ABORDANDO O ERRO COM OS FAMILIARES

É recomendado informar o paciente e a família sobre o erro o mais rápido possível e na presença de terceiros. A comunicação deve ser feita de forma objetiva e sem a utilização de linguagem técnica. Apontar a natureza do erro e seus impactos, expressar de forma clara um pedido de desculpas e dar a oportunidade para perguntas e preocupações são ações indispensáveis para minimizar o dano[10].

ABORDANDO O ERRO COM OS PROFISSIONAIS ENVOLVIDOS

A segunda vítima

O termo refere-se a um profissional de saúde envolvido em um evento adverso imprevisto, erro médico e/ou lesão relacionada ao paciente[11]. O estigma associado ao erro e à sua revelação muitas vezes assombra os profissionais de saúde, levando-os ao questionamento de sua própria competência profissional. Emoções negativas como medo ou culpa, quando internalizadas, podem exercer um impacto negativo na saúde mental dos indivíduos envolvidos.

O profissional de saúde normalmente experimenta as seguintes seis fases após cometer um erro relacionado à sua prática:

1. caos e resposta ao evento adverso;
2. reflexões invasivas com período de autoisolamento, permeado por sentimentos de inadequação;
3. momento de restauração da integridade pessoal;
4. momento permeado por especulações sobre possíveis repercussões do erro sobre seu emprego;
5. fase de buscar suporte emocional e, por fim, um último estágio, em que três cenários são possíveis:
   - ***Dropping out***: mudança de função, mudança de área ou abandono da profissão.
   - ***Surviving***: tentativas de aprendizado com o evento, mas ainda com tristeza.
   - ***Thriving***: perspectivas de aprendizado frente ao evento, inclusive com engajamento em iniciativas para a prevenção de novos erros.

CONCLUSÕES

Entender o que são erros, por que e como eles acontecem são ferramentas indispensáveis para a redução de sua incidência. Informar adequadamente os pacientes, desculpar-se, avaliar alternativas para melhorias futuras, planejar uma sessão de *debriefing* com toda a equipe, assumir a responsabilidade do erro e buscar o apoio de colegas e da instituição são culturas que devem ser implementadas em todos os serviços de saúde.

REFERÊNCIAS BIBLIOGRÁFICAS

1. Makary MA, Daniel M. Medical error-the third leading cause of death in the US. BMJ. 2016;353:1-5.
2. Barsky M, Olson APJ, Astik GJ. Classifying and disclosing medical errors. Med Clin North Am. 2022;106(4):675-87.
3. Mansour R, Ammar K, Al-Tabba A, Arawi T, Mansour A, Al-Hussaini M. Disclosure of medical errors: physicians' knowledge, attitudes and practices (KAP) in an oncology center. BMC Med Ethics. 2020;21(1):1-8.
4. Leape LL, Brennan TA, Laird N, Lawthers AG, Localio AR, Barnes BA, et al. The nature of adverse events in hospitalized patients. N Engl J Med. 1991;324(6):377-84.
5. Brennan TA, Leape LL, Laird NM, Hebert L, Localio AR, Lawthers AG, et al. Incidence of adverse events and negligence in hospitalized patients: results of the Harvard Medical Practice Study I. N Engl J Med. 1991;324(6):370-6.
6. Reason J. Human error: models and management. Br Med J. 2000;320(7237):768-70.

7. Ambros CC, Lodetti DB. Vieses cognitivos na atividade de inteligência: conceitos, categorias e métodos de mitigação. Rev Bras Inteligência. 2019;(14):9-34.
8. Berner ES, Graber ML. Overconfidence as a cause of diagnostic error in medicine. Am J Med. 2008.
9. Kachalia A, Gandhi TK, Puopolo AL, Yoon C, Thomas EJ, Griffey R, et al. Missed and delayed diagnoses in the emergency department: a study of closed malpractice claims from 4 liability insurers. Ann Emerg Med. 2007;49(2):196-205.
10. Schiff GD. Diagnostic error in medicine. Arch Intern Med. 2009;169(20):1881.
11. Scott SD, Hirschinger LE, Cox KR, McCoig M, Hahn-Cover K, Epperly KM, et al. Caring for our own: deploying a systemwide second victim rapid response team. Jt Comm J Qual Patient Saf. 2010;36(5):233-40.

20

Treinamento em comunicação para a emergência

Marjorie Arruda
Lorena de Assis
João Roberto Resende Fernandes
Danielle Saad Nemer Bou Ghosn
Luiz Antônio Brito Arruda Vasconcelos

INTRODUÇÃO

Serviços de emergência têm por característica comum profissionais de saúde com diferentes formações, tanto em relação à sua especialidade quanto à sua formação básica e experiência profissional prévia. Outra característica bastante comum nesses serviços é a presença de situações-problemas, com cenários estressantes, tanto pela gravidade dos casos quanto pelo volume de pacientes e pelas expectativas destes quanto à qualidade e ao tempo do atendimento. Nesse contexto, o treinamento em empatia e comunicação dos profissionais emergencistas é uma ferramenta essencial para que o seu atendimento seja eficiente.

A experiência do paciente no serviço de emergência sofre grande influência de aspectos relacionados à comunicação e empatia da equipe assistencial. Uma revisão sistemática[1] de 107 artigos indica que a comunicação entre os profissionais de saúde e pacientes e seus familiares é apontada como o principal fator de impacto da experiência no setor de urgência e emergência.

Estudo realizado pela Universidade de Chicago avaliou a percepção de mais de mil pacientes quanto à qualidade do atendimento[2]. Durante a entrevista foram feitas perguntas sobre qual aspecto eles consideravam ser o mais importante para caracterizar um profissional de saúde como de alta qualidade. A maioria das respostas (59%) estava ligada a aspectos da relação médico-paciente.

Em contrapartida, estudos têm demonstrado que a empatia diminui ao longo da formação médica[3,4] se intervenções direcionadas não forem realizadas. Os treinamentos atuais visam desenvolver habilidades de comunicação, compreensão e empatia. Diversos estudos[5,6] mostram que treinamentos curtos, inferiores a 10 horas, muitos em torno de 4 horas de duração, são capazes de promover melhora dos níveis dessas habilidades humanas. Porém, há evidências de que os treinamentos que combinem conteúdo teórico e prático devem durar pelo menos um dia[7].

Um treinamento eficaz, que altere o comportamento na prática clínica, precisa ser capaz de fornecer intervenção cognitiva, comportamental e afetiva. Isso pode ser alcançado com oferecimento de explanação teórica (aulas, textos), discussão de casos práticos (simulação ou análise de entrevistas gravadas) e *feedback* individual, garantindo espaço para reflexão e aprofundamento emocional.

Neste capítulo, vamos apresentar quais fatores devem ser levados em consideração para a estruturação de um treinamento em habilidades de comunicação para profissionais de saúde, bem como seus aspectos práticos. Veremos também modelos/cenários de treinamento, assim como métodos de avaliação em comunicação em situações desafiadoras para profissionais de saúde no contexto do atendimento de emergência.

ESTRUTURAÇÃO DO TREINAMENTO

A estrutura do treinamento em comunicação pode ser elaborada de diversas formas. As evidências no tema apontam que um treinamento eficaz deve ser centrado no aluno, orientado para a prática e com foco nas habilidades[7]. É essencial ressaltar a aplicação prática das atividades aprendidas para o contexto do aluno. O modelo escolhido pela nossa instituição envolve exposição teórica assíncrona, prévia a uma atividade prática estruturada no modelo de *role-play*, seguido de *debriefing* em grupo. Porém, para escolher a estrutura/modalidade do treinamento, é necessário considerar alguns aspectos práticos, como:

1. Público-alvo
2. Objetivos do treinamento
3. Recursos financeiros
4. Espaço físico
5. Disponibilidade de tempo
6. Acesso a plataformas seguras de ensino
7. Equipe treinada em comunicação em saúde

Conhecendo esses aspectos práticos, é importante ajustar as habilidades de comunicação pretendidas aos contextos em que os discentes atuam e definir as necessidades específicas e gerais do treinamento.

As atitudes e crenças em relação a questões psicossociais desempenham um papel crucial na forma como nos comunicamos com os pacientes. Quando os médicos reconhecem a importância das questões psicossociais, tornam-se mais propensos a abordar esses aspectos durante as consultas, ao contrário dos que se concentram apenas no aspecto técnico. Essa conscientização aponta para a importância do investimento em enriquecimento cultural e na construção de uma conexão emocional com os pacientes. Tal conteúdo pode estar presente na estrutura transversal do treinamento. Ao desenvolver uma abordagem mais sensível às necessidades psicossociais, podemos melhorar a qualidade da comunicação e o entendimento das questões emocionais envolvidas na queixa, o que pode contribuir significativamente para um cuidado mais abrangente e eficaz.

Apesar de parecer que esses aspectos podem prolongar muito o tempo do atendimento, o que é incompatível ao departamento de emergência, ter essa percepção prévia é fundamental para o desenvolvimento de uma comunicação mais eficiente e assertiva. Ao demonstrar atenção às necessidades psicossociais dos pacientes, é possível aumentar a efetividade do atendimento, garantindo maior entendimento da situação clínica, melhor adesão ao tratamento e reduzindo a ocorrência de retornos desnecessários, processos e reclamações referentes ao atendimento. Ao abordar uma angústia relacionada a um diagnóstico específico, é possível reduzir a demanda por exames complementares desnecessários. Por exemplo, ao lidar com um paciente que apresenta cefaleia sem sinais de alarme, questionar as preocupações que o levaram a esperar a realização de um exame de imagem (como medo de câncer) pode fornecer ferramentas para esclarecer como o diagnóstico é improvável com base na anamnese e no exame físico. Dessa forma, o paciente se sentirá acolhido e cuidado, mesmo sem a realização do exame, evitando procedimentos desnecessários, tempo de espera prolongado, reavaliação, além de se sentir acolhido em suas inquietações.

CONTEÚDO TEÓRICO

Um curso de comunicação clínica se baseia na reflexão sobre a relação médico-paciente e precisa ser individualizado às características de cada grupo, levando em conta o nível de formação, deficiências específicas e necessidades da instituição. Por esse motivo, não há um conteúdo programático teórico ideal para padronização de todo treinamento.

Um consenso das escolas médicas do Reino Unido[8] recomenda um currículo de comunicação integrado em todas as etapas da formação, com oportunidades para revisão e desenvolvimento progressivo de habilidades. A "roda do currículo de comunicação" é uma ferramenta que sistematiza as recomendações desse consenso. Nela, as habilidades empregadas durante a consulta são divididas de acordo com os diferentes momentos da entrevista clínica.

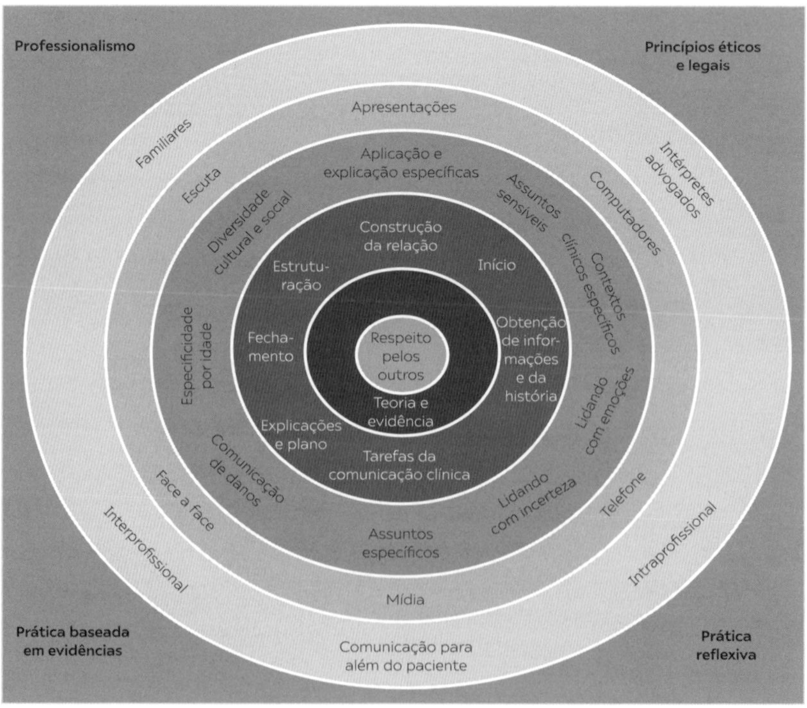

FIGURA 1 Roda do currículo de comunicação

Fonte: adaptada de Von Fragstein M et al., 2008.[8]

Este e outros consensos podem ser utilizados como ponto de partida para a criação de um conteúdo programático individualizado para o contexto da sua instituição. Porém, é marcante na literatura que a abordagem centrada no paciente é o cerne da entrevista clínica e que a partir dela se desenvolvem as competências em comunicação.

ESTRATÉGIAS DE ENSINO

O estudo de educação em saúde aponta que estruturar cursos ou treinamentos em modelos multimodais e com metodologias ativas de ensino aumenta a adesão e o aprendizado[9]. Assim, com o objetivo de otimizar tempo e aprofundar conteúdos, torna-se mais completo o modelo que adota abordagens teórico-práticas. Para as duas abordagens existem múltiplas ferramentas a serem escolhidas, e a seguir apresentaremos estratégias possíveis:

Teórica

- **Recomendação de artigos e livros:** é possível pré-selecionar material escrito para preparo teórico individual, porém é importante ser realista e selecionar materiais objetivos e que sejam facilmente correlacionados à aplicação prática.
- **Aulas expositivas:** podem ser gravadas (assíncronas), transmitidas ao vivo (síncronas) ou presenciais. São uma forma mais objetiva de apresentar conceitos fundamentais de introdução às atividades práticas. As evidências mais atuais em educação em saúde destacam que as aulas expositivas devem ter curta duração[9], de aproximadamente 25 minutos.

- **Vídeos de cenários ilustrativos:** pacientes simulados e cenários pré-selecionados garantem a abordagem de situações e desfechos específicos e podem servir para introduzir conceitos teóricos fundamentais.

Prática

- **Discussão de vídeos/casos com cenários em modelo PBL em pequenos grupos:** nessa modalidade é explorada a metodologia ativa de ensino, na qual os alunos deverão, a partir de conhecimentos prévios e discussão em pequenos grupos, elaborar soluções para situações-problema de comunicação.
- **Oficina de vivências:** o profissional pode ser encorajado a dividir um caso ou situação da sua experiência pessoal para que o grupo o auxilie na melhor resolução do caso, implementando os conceitos aprendidos.
- **Simulação com *role-play* e *debriefing*:** o *role-play* é definido como um treinamento baseado em simulação com ênfase na interação interpessoal. Nele, um profissional encena um atendimento médico com uma situação clínica em um cenário predeterminado, enquanto os demais observam e analisam a encenação. Na construção do cenário padronizado devem ser elaboradas as reações esperadas para cada atitude do profissional avaliado.

Ao final do capítulo consta um exemplo de cenário estruturado e todos os aspectos a serem considerados na sua formulação. Como esse método permite avaliação, esta também deve ser padronizada. O paciente simulado ou paciente padronizado pode ser interpretado por um ator contratado ou um instrutor treinado para direcionar a interação na situação simulada.

Outra possibilidade é o *role-play* entre pares, onde um dos profissionais é instruído para o papel de paciente simulado. Se submeter ao papel de paciente pode ser uma experiência enriquecedora para o profissional e mais um exercício de empatia. É importante que essa estratégia seja abordada em pequenos grupos. No *debriefing*, aqueles que assistiram à encenação, juntamente com os que participaram ativamente, têm a oportunidade de retomar aspectos teóricos abordados na encenação, com objetivo de reforçar os conceitos mais relevantes, assim como os questionamentos levantados durante o exercício.

- ***Feedback*:** é uma estratégia de ensino que pode ser alocada tanto como parte do treinamento quanto como método de avaliação. É essencial que o *feedback* seja focado na tarefa desempenhada e não na pessoa[9]. Existem diferentes tipos de *feedbacks*, podendo ser realizado individualmente ou em grupo, tanto pelo paciente simulado quanto pelo instrutor. O *feedback* individual possibilita uma avaliação mais profunda, a partir do próprio profissional. Pode ocorrer logo após o treinamento ou em um segundo momento, juntando elementos do desempenho teórico e prático do aluno ao longo de todo o processo. O *feedback* em grupo, por sua vez, possibilita que sejam compartilhadas percepções distintas sobre a mesma situação problema.

AVALIAÇÃO

Existem diversas ferramentas validadas para avaliação de habilidades de comunicação clínica, por um avaliador externo ou por autoavaliação. A sua aplicação irá depender do contexto da sua instituição e da intenção ao avaliar tais habilidades de cada profissional. Quando se trata de habilidades comportamentais, é sugerido que a avaliação tenha caráter formativo, ou seja, uma avaliação para o conhecimento (e não *do* conhecimento). Esta pode ser feita, por exemplo, através de portfólio estruturado para a reflexão do aprendizado e sobre a sua aplicação prática.

PRÁTICA CONTÍNUA

Tão importante quanto o treinamento e sua avaliação é construir ferramentas que auxiliem o profissional a aplicar os conhecimentos adquiridos continuamente em sua prática clínica. Pendleton e colaboradores[10] sugerem que os profissionais de saúde realizem continuamente uma autoavaliação de suas capacidades de comunicação após as consultas, e propõem um modelo de autoavaliação com 10 perguntas.

QUADRO 1 Autoavaliação de Pendleton

1. Eu sei significativamente mais a respeito dos pacientes agora do que antes da consulta?
2. Eu descobri o que preocupa os pacientes?
3. Eu os ouvi?
4. Eu explorei suas agendas, crenças e expectativas?
5. Eu fiz um diagnóstico aceitável a ser trabalhado?
6. Eu sei o que eles pensavam quando comecei a explicação?
7. Eu compartilhei as opções de investigação ou tratamento?
8. Eu envolvi os pacientes na tomada de decisões?
9. Eu tentei checar se os pacientes realmente entenderam?
10. Eu fui facilitador?

Essas perguntas podem compor um portfólio ou um diário do profissional, que pode ser abordado através de mentoria ao longo de sua prática clínica na instituição. O trabalho de mentoria ajuda no processo de autopercepção do profissional, desencadeado pelo treinamento em comunicação. Torna a prática clínica mais consciente nos processos que extrapolam os conhecimentos técnicos do cuidado em saúde e atingem o humano a ser cuidado.

Outra estratégia válida é a implementação de grupos Balint[11], que consistem em um aprofundamento da prática reflexiva através do compartilhamento de experiências e das emoções que o profissional de saúde experimenta durante seus atendimentos.

EXEMPLO DE ESTAÇÃO DE TREINAMENTO DE COMUNICAÇÃO

- **Estação:** comunicação de notícias difíceis: óbito.
- **Objetivo:** avaliar se o profissional é capaz de comunicar más notícias ao paciente e/ou familiares de maneira empática. Verificar se há a utilização de técnicas e ferramentas apropriadas.

Instruções ao avaliado

- **Cenário:** você está atendendo no pronto atendimento. Ana, uma criança de 6 anos, foi atropelada por um carro e chegou em parada cardiorrespiratória à sala de emergência. Apesar de todos os esforços, Ana evoluiu para óbito. Você fez parte da equipe responsável pelo atendimento e agora irá conversar com a família. Os familiares estão aguardando a sua chamada na sala de espera e não têm notícias sobre o quadro de Ana.

- **Duração:** essa estação tem duração de 10 minutos. Você deverá realizar a tarefa a seguir.
- **Tarefa:** chame os familiares e comunique o óbito a eles.

Instruções ao avaliador

Nessa estação, o familiar da paciente será representado por uma atriz. Avalie o desempenho do avaliado de acordo com as etapas descritas a seguir:

- O cuidador/responsável da criança Ana está aguardando na sala de espera junto com os demais pacientes. O avaliado terá um tempo inicial para preparar o consultório para recebê-lo e iniciar a conversa.
- Verificar a utilização de técnicas adequadas no fornecimento de notícias difíceis – nesse caso, com o protocolo GRIEV_ING[12].
- Quando se trata de comunicar um falecimento no departamento de emergência, muitas vezes o profissional sai de um período prolongado de reanimação cardiopulmonar, exausto física e psiquicamente para a seguir dar a notícia para a família. O mnemônico GRIEV_ING foi desenvolvido para o treinamento de emergencistas nessa situação.
  - **G (*gather*):** unir todos os membros da família presentes para dar a notícia.
  - **R (*resources*):** acionar o suporte de outros profissionais quando necessário (psicologia, serviço social, enfermagem, capelania...).
  - **I (*identify*):** identificar-se, identificar o paciente pelo nome e os conhecimentos dos familiares quanto aos eventos prévios à chegada ao hospital.

- **E (*educate*):** explicar o que ocorreu após a chegada do paciente.
- **V (*verify*):** falar que o paciente morreu. Evitar sentenças dúbias.
- **_ (*space*):** dar uma pausa, ou espaço para que os familiares absorvam a informação.
- **I (*inquire*):** perguntar se há dúvidas e responder a todas.
- **N (*nuts*):** falar sobre o processo do pós-morte (atestado, autópsia, pertences que ficaram...) e ofereça para que a família veja o falecido.
- **G (*give*):** dar a possibilidade de que eles tirem suas dúvidas em outro momento e permitir que entrem em contato se acharem necessário.

Instruções aos familiares de Ana

- **Perfil:** você é familiar (pai ou mãe) da paciente Ana, uma criança de 6 anos que estava na casa de vizinhos. O que você sabe é que ela foi brincar na rua com outras crianças e um carro desgovernado a atropelou com gravidade.
- **Início da estação:** você está aguardando na recepção, já se identificou e está ansioso por notícias em relação ao estado de Ana, sua filha. Procure agir de maneira ansiosa quando o médico lhe chamar, ao mesmo tempo demonstrando alívio por ter notícias sobre Ana.

  Frases que poderão lhe auxiliar:

  "Doutor(a), mas ela vai ficar bem, não é?"

  Explique que a sua vizinha, que presenciou toda a cena, não achou que o acidente fosse grave, e que a sua filha inclusive foi conversando para o hospital.

  "Doutor(a), já temos previsão de alta para nos organizarmos?"

Caso a comunicação do óbito não tenha sido tão clara, pergunte sobre a possibilidade de transferência para um local com mais recursos e as chances de Ana sair sem sequela.

Caso a comunicação tenha sido clara, pergunte se ele não tem certeza de que não há nada mais a ser feito, se não seria possível uma segunda opinião.

"Doutor(a), o que nós faremos agora?"

Deixe claro que nunca se imaginou em uma circunstância como essa. Faça uma longa pausa.

"Doutor, e a festa de aniversário dela, que é na próxima semana, que está pronta, o que eu faço com as coisas?"

"Doutor, mas a Ana é filha única, não posso mais ter filhos!"

Explique que o processo de gestação da Ana foi muito difícil, com várias FIV sem sucesso e que a Ana era o último embrião. Já tem 45 anos e sempre sonhou em ter filhos.

"Eu juro que se vocês salvarem ela eu nunca mais brigo com a Ana!"

"Por que isso foi acontecer, doutor(a)?"

Demonstre inconformismo com a situação e busca por justiça.

"Bem que meu marido [ou minha esposa] disse para não deixar ela sair de casa. Eu não deveria ter deixado, a culpa é minha!"

"Ela disse alguma coisa antes de morrer? Ela sofreu, doutor(a)?"

Pergunte se foram realizadas todas as medidas possíveis para salvá-la e se faltou algum recurso.

- **Local do cenário:** unidade de pronto atendimento.
- **Recursos necessários:** paciente vestindo roupa comum, sala com mesa e três cadeiras, caneta na mesa, estetoscópio. Pasta de filipetas na cadeira do avaliador.

- **Impressos:** filipetas dos alunos e *cards* com instruções e cenários.
- **Ferramentas de avaliação:** *checklist* estruturado e folha de respostas.

CONCLUSÕES

Como vimos ao longo deste capítulo, o treinamento em comunicação representa um pilar fundamental para a melhoria contínua da qualidade do atendimento dos profissionais de saúde. As nuances e os desafios enfrentados na prática clínica ao se comunicar com pacientes, familiares e colegas de equipe podem ser trabalhados de forma a tornar os profissionais mais aptos ao estabelecimento de uma comunicação clínica efetiva e, principalmente, capaz de favorecer um ambiente de cuidado mais humano e compassivo.

Outro aspecto fundamental quando falamos em habilidades humanas é reconhecer que o seu aperfeiçoamento é uma jornada contínua. O cenário da saúde global está em constante e rápida mudança, de maneira que as necessidades e expectativas dos pacientes também estão em transformação. Dessa forma, aprimorar continuamente as habilidades de comunicação é antes de tudo uma responsabilidade inerente aos profissionais e serviços de saúde comprometidos com o bem-estar dos seus pacientes.

REFERÊNCIAS BIBLIOGRÁFICAS

1. Sonis JD, Aaronson EL, Lee RY, Philpotts LL, White BA. Emergency department patient experience: a systematic review of the literature. J Patient Exp. 2018;5(2):101-6.

2. The Associated Press and NORC. Finding quality doctors: how americans evaluate provider quality in the United States. 2014.
3. Nunes P, Williams S, Stevenson K. A study of empathy decline in students from five health disciplines during their first year of training. Int J Med Educ. 2011;2:12-7.
4. Hojat M, Vergare MJ, Maxwell K, Brainard G, Herrine SK, Isenberg GA, et al. The devil is in the third year: a longitudinal study of empathy erosion in medical school. Acad Med. 2009;84:1182-91.
5. Riess H, Kelley JM, Bailey RW, Dunn EJ, Phillips M. Empathy training for resident physicians: a randomized controlled trial of a neuroscience-informed curriculum. J Gen Intern Med. 2012;27(10):1280-6.
6. Han JL, Pappas TN. A review of empathy, its importance, and its teaching in surgical training. J Surg Educ. 2018;75(1):88-94.
7. Berkhof M, van Rijssen HJ, Schellart AJM, Anema JR, van der Beek AJ. Effective training strategies for teaching communication skills to physicians: An overview of systematic reviews. Patient Educ Couns. 2011;84(2):152-62.
8. von Fragstein M, Silverman J, Cushing A, Quilligan S, Salisbury H, Wiskin C. UK council for clinical communication skills teaching in undergraduate medical education. UK consensus statement on the content of communication curricula in undergraduate medical education. Med Educ. 2008;42(11):1100-7.
9. van der Vleuten CPM, Driessen EW. What would happen to education if we take education evidence seriously? Perspect Med Educ. 2014;3(3):222-32.
10. Pendleton D, Schofield T, Tate P, Havelock P. A nova consulta: desenvolvendo a comunicação entre médico e pessoa. Porto Alegre: Artmed; 2011.
11. Dohms M, Gusso G, organizadores. Comunicação clínica: aperfeiçoando os encontros em saúde. Porto Alegre: Artmed; 2021.
12. Hobgood C, Harward D, Newton K, Davis W. The educational intervention "GRIEV_ING" improves the death notification skills of residents. Acad Emerg Med. 2005;12(4):296-301.

Índice remissivo